歯科医院のための
個人情報保護法
対策 Q&A

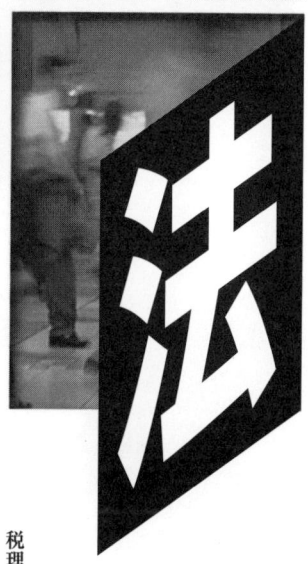

税理士
山中 素子 著

クインテッセンス出版株式会社　2006

Tokyo, Berlin, Chicago, London, Paris, Barcelona, Istanbul, Milano, São Paulo, Moscow, Prague, Warsaw, New Delhi, and Beijing

● まえがき

〈この本を手にとっていただいた方へ〉

本書は「個人情報保護法」の施行にともなって、

● そもそも何が変わったのかがよくわからない
● どんなリスクがあるのかがわからない
● 法律対策を行いたいのだけれど、どこから取り組めばいいのかわからない
● 対策を実施すると、歯科医院にどんなメリットがあるのかわからない

などとお考えの歯科医師の先生方や医院のスタッフの皆さまが、個人情報保護法対策に取り組んでいただきやすくすることを目的としています。

一見すると「守秘義務」と「個人情報保護」とは、同じような意味と思われがちですが、その概念は実は大きく異なります。「安全」がタダで、町中が顔見知りという社会で長く生活してきた日本人には、なかなか理解しにくい考え方かもしれません。

「個人情報保護法」は、そういった世の中の大きな変化の流れに応じて誕生した法律なのです。同法対策を、単なる新しく誕生した法律への対策やリスクヘッジととらえるだけではなく、積極的に歯科医院内の業務内容のチェックやスタッフの意識改革のきっかけづくりとして、私はぜひ取り組んでいただきたいと考えています。

本書は、少しでも個人情報保護法について身近に感じていただき、どこからでも気軽に興味を持っていただけるように、個人情報保護法を遵守するための実務内容を項目別にまとめ、各歯科医院の現状に合った、必要十分な対策がしっかりできるように構成されています。

— 3 —

まえがき

もちろん、トラブルも何も起きないことがベストですが、何かが起きたときに戸惑うことのないよう、本書がいざというときに役立つようにすることにも心がけました。

同法対策は、ポイントさえ押さえれば、意外なほどわかりやすく、けっして難しいものではありません。1人でも多くの歯科医師の先生方やスタッフの皆さまが、本書をきっかけに同法対策の実施に取り組まれ、多くの患者様からの信頼度・好感度アップにお役に立てば幸いです。

〈この本の利用のしかた〉

◆Ⅰ　個人情報　こんなケースはイエローカード？　レッドカード？

この章は、日常の歯科医院の中で、よく起こりそうなシーンの中で「個人情報保護法」から見て、問題のあるものをイラストでわかりやすく解説しています。

個人情報保護法違反の危険性を、サッカーの主審のジャッジにたとえて、

・レッドカード　Ⓡ：個人情報保護法違反で、すぐに改めなくてはならないケース

・イエローカード　Ⓨ：個人情報保護法違反や漏えい事件などの、トラブルの原因となる可能性が高いため改善することが望ましいケース

に分類しました。

また、根拠となる条文や参照ガイドライン番号も記載し、項目ごとに、そのジャッジの根拠や簡単な解説をしましたが、詳細はQ&A編で調べられるよう、Q番号を記載しています（ただし、このⓇⓎの判断は、状況によって変わる場合もあります）。

◆Ⅱ－Ⅳ　(Q&A)／歯科医院での個人情報保護法対策

ここでは、歯科医師の先生やスタッフの方が疑問に思われるであろうこと、知っておいていただ

—4—

まえがき

きたいことを具体的にまとめています。

右ページのQ&Aに対して、左ページに次のようにまとめました。

《まとめ》右ページの内容を、図解の利用などでわかりやすくまとめました。確認などでご活用ください。

《詳しく》右ページの内容をより詳しく説明しています。

《参考例》実務ですぐに使用可能な、書式などを掲載しました（歯科医院での個人使用以外の無断転載をお断りいたします）。

その項目のポイントや注意していただきたい点などを集めています（ここでの判断は状況によって変わる場合もあります）。

なお、本書は、2005年11月1日現在の情報で執筆いたしました。今後、個人情報保護法やその関係諸法令および各種ガイドラインは改正が行われる可能性があります。

平成17年12月1日

山中　素子

もくじ

I 個人情報 こんなケースはイエローカード？ レッドカード……13

〈院内編〉

1 利用目的の通知なしの個人情報の取得……14
2 他の患者様への配慮のないお声がけ……15
3 秘密にすべきパスワードがだれにでもわかるようになっている……16
4 院内での患者様との会話で第三者のことが話題にのぼる……17
5 来院患者様からカウンター越しに見える個人情報……18
6 コピー用紙の裏をメモ用紙に使う……19
7 患者様からの要求のあったカルテ開示をお断りする……20
8 通知した利用目的以外の個人情報の利用……21
9 「医院改善のためにお願いします！」というだけのアンケートの依頼……22
10 個人情報を記載した書面のファックスの誤送信……23
11 保護者に対する目的の通知と同意なしのお子様の様子を写した写真情報の公開……24

もくじ

II 個人情報保護法ってな〜に？ …… 37

- Q1 「個人情報保護法」とはどういう法律なの？ …… 38
- Q2 「個人情報保護法」の誕生の目的は？ …… 40
- Q3 個人情報の本人はどの程度まで権利利益を行使できるの？ …… 42

〈院外編〉

- 12 個人情報保護法上の重要文書の保管 …… 25
- 13 チェア上の患者様に対しての配慮 …… 26
- 14 プライバシー配慮のない重要事項の説明 …… 27
- 15 個人情報を記載した廃棄文書の不適切な処理 …… 28
- 16 スタッフによる個人情報の漏えい …… 29
- 17 同意のない個人情報の目的外利用 …… 30

〈外注・委託編〉

- 18 外部委託業者との個人情報取扱方法の契約上の確認 …… 31

〈IT編〉

- 19 IT関連媒体の不適切な管理 …… 32
- 20 歯科医院のホームページに患者様の話題を掲載 …… 33
- 21 セキュリティ対策のない院内ネットワーク環境 …… 34
- 22 セキュリティ対策のないパソコン管理 …… 35

—7—

もくじ

Ⅲ 歯科医院での個人情報保護法対策とは……63

- Q4 歯科医院で「個人情報保護法」以外に何か参照するべきものは？……44
- Q5 「個人情報保護法」でいう「個人情報」とはどのようなもの？……46
- Q6 個人情報・個人データ・保有個人データ その違いは何？……48
- Q7 「個人情報保護法」上の義務と、もともとある歯科医師の守秘義務の違いは何？……50
- Q8 すべての歯科医院が「個人情報保護法」の対象（個人情報取扱事業者）となるの？……52
- Q9 歯科医院での"個人"の数え方はどうするの？……54
- Q10 「認定個人情報保護団体」とは何？……56
- Q11 「個人情報保護法」では、どんな罰則規定があるの？……58
- Q12 「プライバシーマーク」って何？……60
- Q13 歯科医院にとっての個人情報保護法対策の意義は何？……64
- Q14 歯科医院での個人情報漏えいとはどのようなことがあるの？……66
- Q15 歯科医院での個人情報保護法対策の進め方は？……68
- Q16 「プライバシーポリシー」（個人情報保護基本方針）とは？……70
- Q17 歯科医院における「個人情報保護法対策」は、まず何から始めるの？……72
- Q18 個人情報利用目的の通知（法第18条）は、どのようにすればよいの？……74

―8―

もくじ

Q19 公表している「個人情報利用の目的」に、新たな目的を追加したいのですが、どうすればよいの？ …… 76

Q20 個人情報保護法対策は医院の組織としてどう取り組むの？ …… 78

Q21 歯科医院内の個人情報に関して必要な医院内規則とは？ …… 80

Q22 機密保持に関してのスタッフの誓約書とは？ …… 82

Q23 患者様から「個人情報の開示」請求があるときのために準備しておくべきことは？ …… 84

Q24 患者様から「私の個人情報の開示をお願いします」といわれたら、どうすればいいの？ …… 86

Q25 個人情報保護法対策としてのスタッフ研修は歯科医院ではどうするの？ …… 88

Q26 事業者には、あらかじめ本人の同意を得ない個人データの、第三者への提供が禁止されているのに、本人同意がいらない場合があるの？ …… 90

Q27 個人情報を伴う業務委託をしていますが、個人情報保護法上の注意事項は何？ …… 92

Q28 個人情報保護法対策を機会に就業規則も整えたいのですが、注意する点は何？ …… 94

Q29 古くなったパソコン等のデータが保存できる情報機器の廃棄処分の際に注意すべき点は何？ …… 96

Q30 警察からの過去の治療に関しての照会に回答しても、個人情報保護法違反にはならない？ …… 98

— 9 —

もくじ

Ⅳ 日々の診療業務の中から出てくるQ&A……107

Q31 先日スタッフの新規採用を行いましたが、採用しなかった人の応募書類も当院の個人情報になるの？……100

Q32 歯科技工士が個人情報保護法に関して気をつけなくてはならないことは何？……102

Q33 歯科衛生士が個人情報保護法に関して気をつけなければならないことは何？……104

Q34 受付で、患者様の名前をお呼びすることが個人情報保護法上で問題となるの？……108

Q35 初診の際に保険証をコピーさせていただいていますが問題はない？……110

Q36 利用目的に本人の同意を得るというのは、サインかはんこをもらう必要があるの？……112

Q37 未成年の患者様の個人情報に関する必要な「同意」はご本人からいただくの？……114

Q38 DMの発送には注意が必要だと聞きましたが、リコールはがきの発送にはどのようなことに気をつければいいの？……116

Q39 電子カルテやコンピュータの入力は、誰が入力したか記録を控えておかなくてはならないの？……118

Q40 学会発表や知り合いの先生同士で集まって、各医院から症例を持ち寄り研究会を開く場合に、患者様ご本人の同意は必要？……120

Q41 二つの歯科医院が合併しました。個人情報の共有は可能？……122

—10—

もくじ

Q42 歯科医院でホームページを開設しています。個人情報保護法対策として注意するべきこととは何？ …………124

Q43 個人情報保護法対策における接遇において、個人情報保護法におけるポイントは何？ …………126

Q44 患者様に対する接遇において、個人情報保護法におけるポイントは何？ …………128

Q45 開示すべき個人情報の中に、カルテ、レセプトも含まれるの？ …………128

Q45 お預かりしている患者様の個人情報の開示請求があったときの「本人確認」は、どのようにするの？ …………130

Q46 他の歯科医院の先生から患者様の依頼だといって、3年前の治療に関しての質問がありました。回答する必要はあるの？ …………132

Q47 医院外で友人とおしゃべりしていて、つい患者様のことを話しているときに誰かに聞かれても、漏えいになるの？ …………134

Q48 個人情報を保管していたパソコンが盗難にあいました。このケースでも医院の責任が問われるの？ …………136

Q49 「先生のところから情報が漏えいしている！」と、患者様からご指摘があった場合や、パソコンが盗難にあった場合には、どのような対応をすればいいの？ …………138

Q50 個人情報保護のための保険があると聞きましたが、どのようなもの？ …………140

＊個人情報保護法対策完了確認シート …………142

もくじ

〈参考資料〉……………………………………………………
個人情報の保護に関する法律……………………………… 143
個人情報の保護に関する法律施行令……………………… 144
個人情報保護規則サンプル………………………………… 161
個人情報機密保持契約サンプル…………………………… 170
個人情報漏えい報告サンプル……………………………… 173
関係法令一覧………………………………………………… 174
                                                        175

イラスト：伊藤 典

―12―

Ⅰ 個人情報　こんなケースは
イエローカード？　レッドカード？

個人情報　こんなケースはイエローカード？　レッドカード？

1. 利用目的の通知なしの個人情報の取得

院内編

ご来院になった患者様に、いつもどおり保険証のコピーと問診票のご記入をお願いする。とくにその目的は告げない。

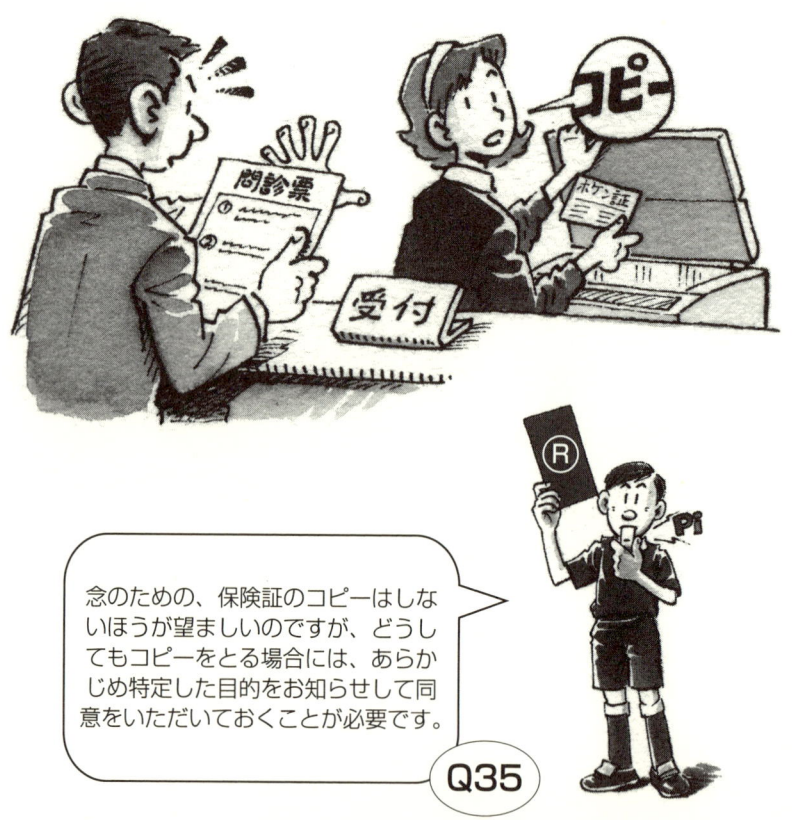

念のための、保険証のコピーはしないほうが望ましいのですが、どうしてもコピーをとる場合には、あらかじめ特定した目的をお知らせして同意をいただいておくことが必要です。

Q35

根拠：利用目的の特定等（法第15条、第16条）
　　　利用目的の通知等（法第18条）

個人情報　こんなケースはイエローカード？　レッドカード？

2. 他の患者様への配慮のない患者様へのお声がけ

院内編

はきはき明るい受付対応の中で、大きな声で、患者様の個人情報であるお名前・ご住所・治療内容などを声に出す。

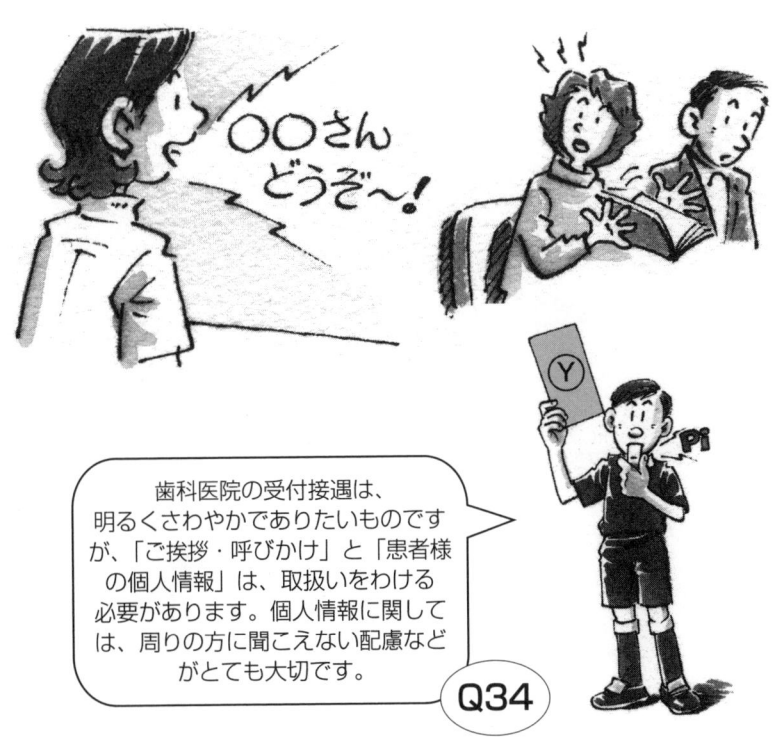

歯科医院の受付接遇は、明るくさわやかでありたいものですが、「ご挨拶・呼びかけ」と「患者様の個人情報」は、取扱いをわける必要があります。個人情報に関しては、周りの方に聞こえない配慮などがとても大切です。 Q34

根拠：安全管理措置（法第20条）
　　　従業者の監督（法第21条）
　　　医療法第15条、ガイドラインⅢ—4（6）

個人情報　こんなケースはイエローカード？　レッドカード？

3. 秘密にすべきパスワードがだれにでもわかるようになっている

院内編

パソコン・電子カルテなどの情報機器類には、個人情報保護のための認証機能、パスワードも完璧に設定したが、肝心のパスワードが一覧メモになってパソコンの画面のそばに貼っている。

パソコンのセキュリティのために設定したパスワード。10けたや12けたと難しいものを設定するのですが、忘れてしまわないようにとメモにして貼りつけてある例がよくあります。日常の業務の中の便利さを優先した結果、本来の目的が台無しになってしまいます。Q39

根拠：安全管理措置（法第20条）
　　　従業者の監督（法第21条）、ガイドラインⅢ—4（2）⑦

個人情報 こんなケースはイエローカード？ レッドカード？

4. 院内での患者様との会話で第三者のことが話題にのぼる

院内編

患者様との世間話から第三者の話題にまで発展し、他の来院患者様に聞こえてしまう。

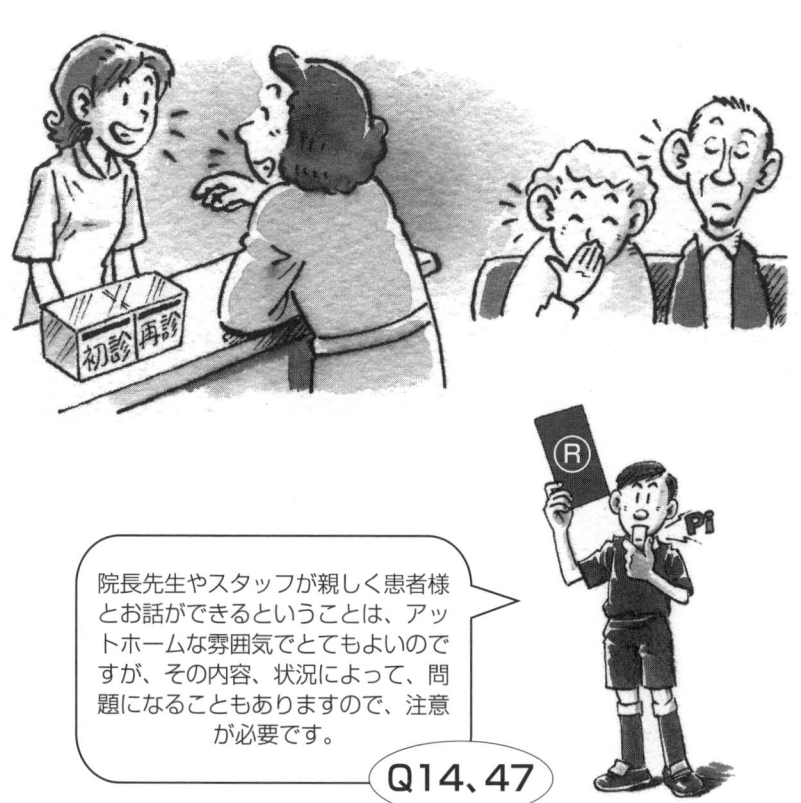

院長先生やスタッフが親しく患者様とお話ができるということは、アットホームな雰囲気でとてもよいのですが、その内容、状況によって、問題になることもありますので、注意が必要です。

Q14、47

根拠：安全管理措置（法第20条）
　　　従業者の監督（法第21条）、ガイドラインⅢ―4（6）

個人情報　こんなケースはイエローカード？　レッドカード？

5. 来院患者様からカウンター越しに見える個人情報

院内編

ご来院になった患者様とお話するときに、前の患者様のカルテが開いて見えていたり、パソコン画面に治療費精算の画面が写ったままになっていて、ご来院になった患者様側から読み取れる状態にある。

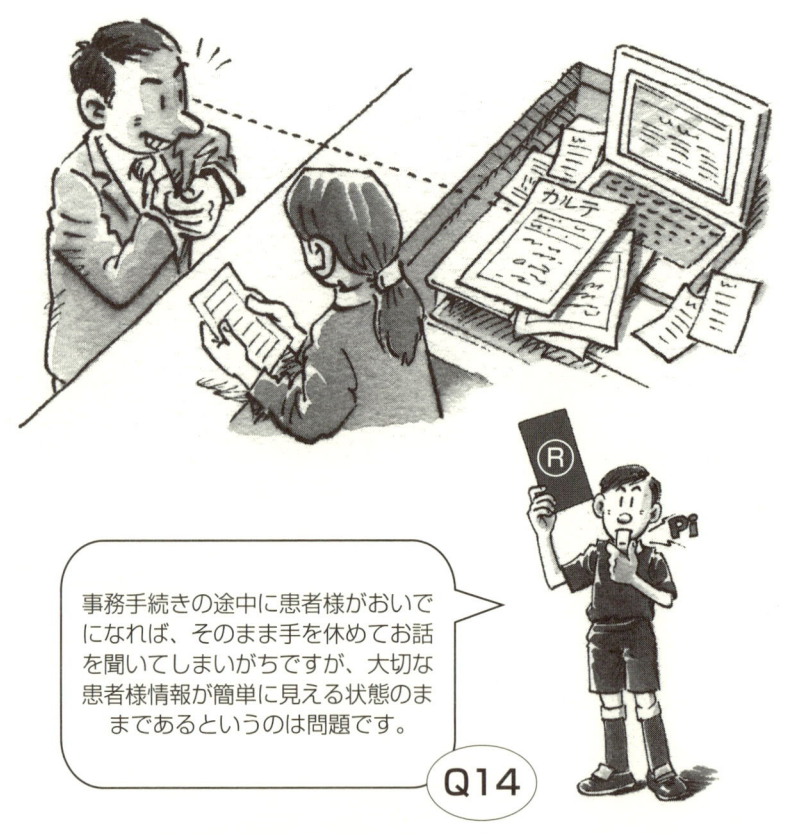

事務手続きの途中に患者様がおいでになれば、そのまま手を休めてお話を聞いてしまいがちですが、大切な患者様情報が簡単に見える状態のままであるというのは問題です。

Q14

根拠：安全管理措置（法第20条）
　　　従業者の監督（法第21条）

—18—

個人情報　こんなケースはイエローカード？　レッドカード？

6. コピー用紙の裏をメモ用紙に使う

院内編

個人情報を記載したコピー用紙（ミスプリ）の裏をメモ用紙に使っている。

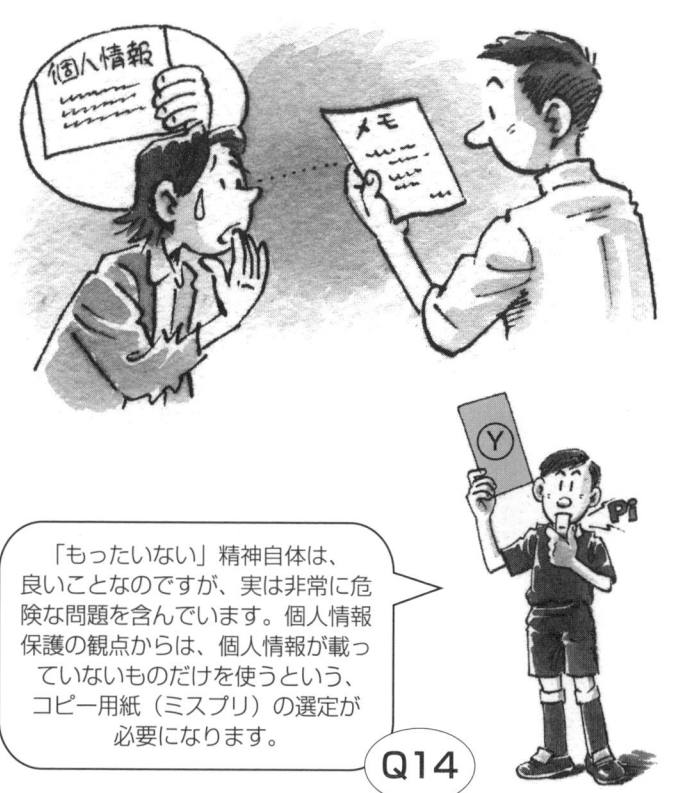

「もったいない」精神自体は、良いことなのですが、実は非常に危険な問題を含んでいます。個人情報保護の観点からは、個人情報が載っていないものだけを使うという、コピー用紙（ミスプリ）の選定が必要になります。

Q14

根拠：安全管理措置（法第20条）
　　　従業者の監督（法第21条）

個人情報　こんなケースはイエローカード？　レッドカード？

7. 患者様からの要求のあったカルテ開示をお断りする

院内編

「自分のカルテを見せて下さいませんか？」という患者様からの申し出に対して、「当医院ではお見せしておりません！」ときっぱり断る。

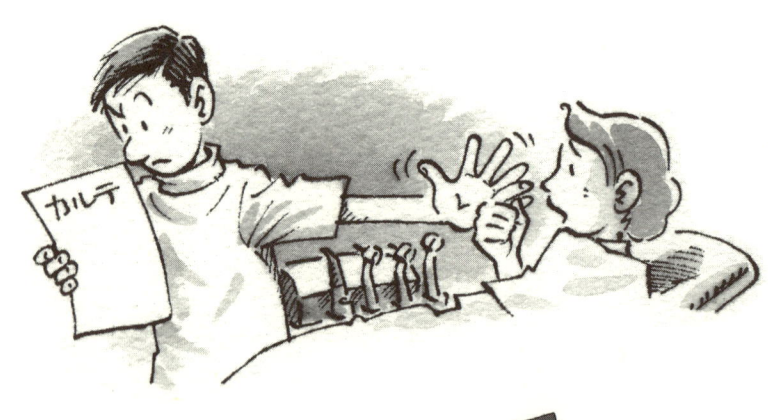

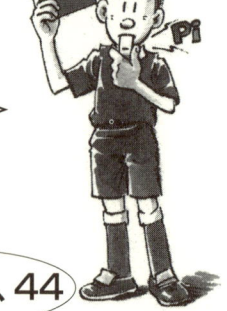

個人情報保護法施行までは、お断りする理由があれば、カルテの開示は拒否することができました。同法施行後は、理由の如何にかかわらず（4つの例外を除く　128ページ参照）個人情報として開示する必要があります。

Q23、24、44

根拠：本人からの求めによる
　　　保有個人データの開示（法第25条）
　　　理由の説明（法第28条）

個人情報　こんなケースはイエローカード？　レッドカード？

8. 通知した利用目的以外の個人情報の利用

院内編

定期検診をお知らせするために、患者様にリコールはがきを送った。患者様には、了解は得ていない。

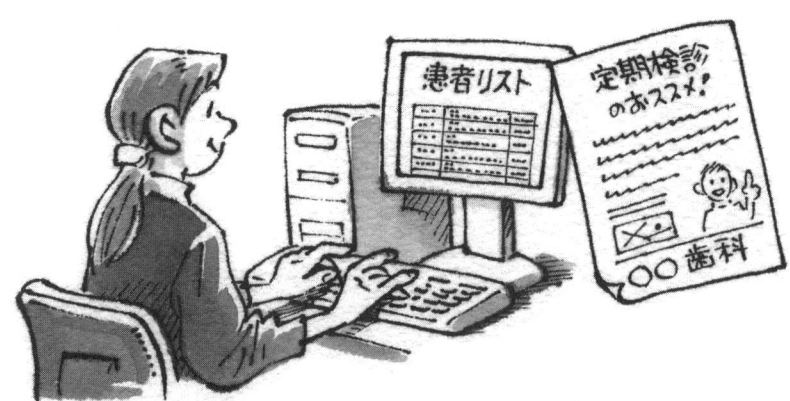

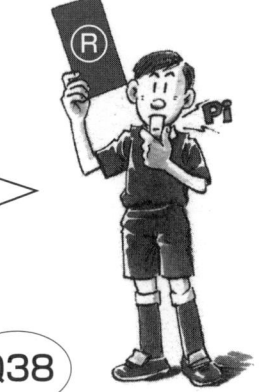

歯科医院としては、診療活動の延長なのですが、受け取る側からすれば全員が診察の延長上と考えるとはかぎりません。同意のない場合には、個人情報の目的外使用にあたりますので、事前の患者様の同意が必要です。

Q38

根拠：利用目的の特定等（法第15条、第16条）
　　　取得に際しての利用目的の通知等（法第18条）

個人情報　こんなケースはイエローカード？　レッドカード？

9. 「医院改善のためにお願いします！」というだけのアンケートの依頼
院内編

医院をよくしようと、アンケートを書いてもらって医院改善の資料にしている。

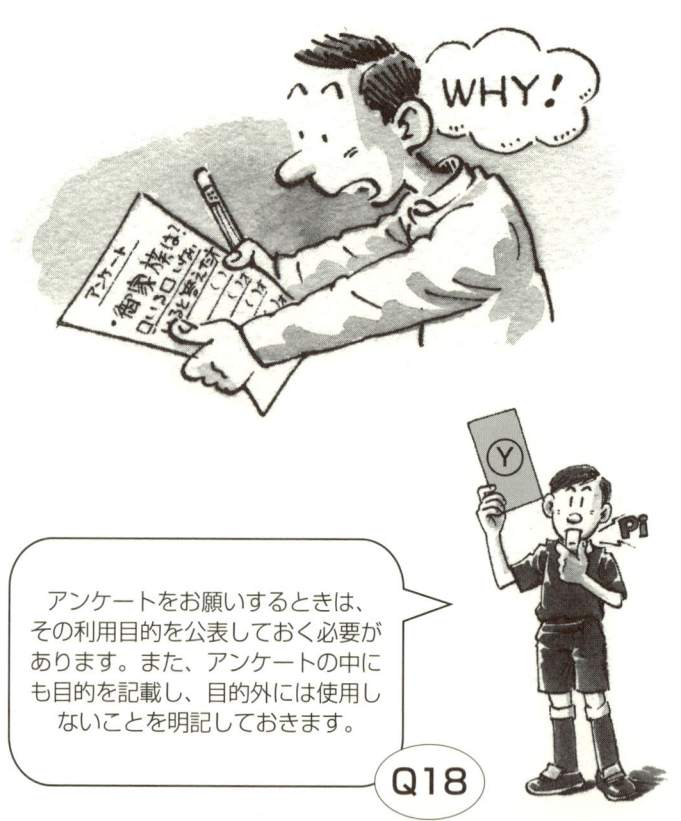

アンケートをお願いするときは、その利用目的を公表しておく必要があります。また、アンケートの中にも目的を記載し、目的外には使用しないことを明記しておきます。

Q18

根拠：利用目的の特定等（法第15条）
　　　取得に際しての利用目的の通知等（法第18条）

個人情報　こんなケースはイエローカード？　レッドカード？

10. 個人情報を記載した書面のファクスの誤送信
院内編

個人情報を書いた文書をファックスする際に、ファックス番号を間違え、どこに送ったのか相手に着かない。

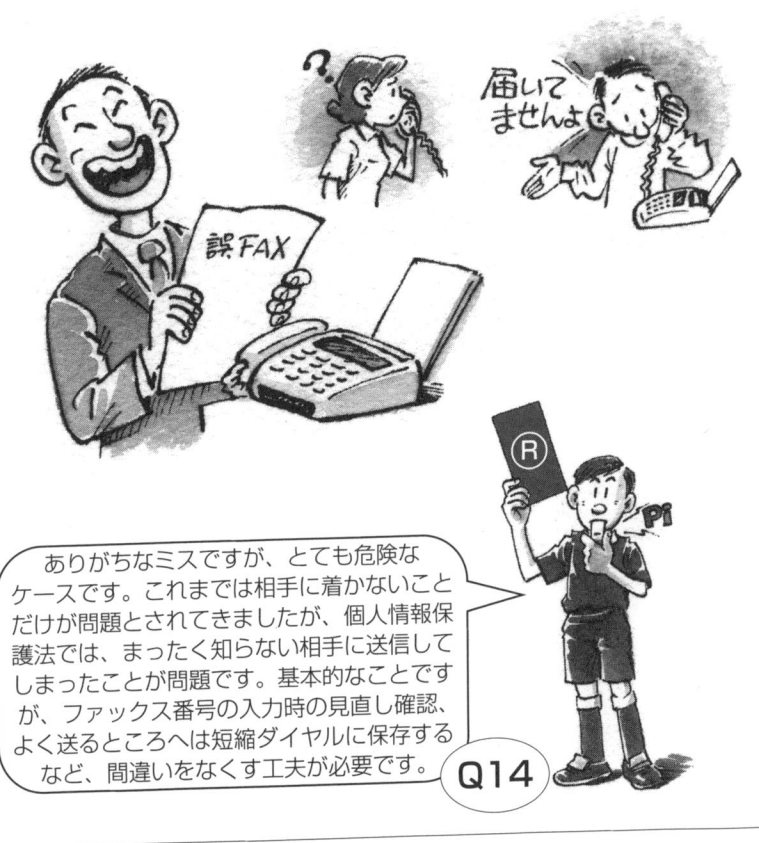

ありがちなミスですが、とても危険なケースです。これまでは相手に着かないことだけが問題とされてきましたが、個人情報保護法では、まったく知らない相手に送信してしまったことが問題です。基本的なことですが、ファックス番号の入力時の見直し確認、よく送るところへは短縮ダイヤルに保存するなど、間違いをなくす工夫が必要です。

Q14

根拠：安全管理措置（法第20条）
　　　従業者の監督（法第21条）

個人情報　こんなケースはイエローカード？　レッドカード？

11. 保護者に対する目的の通知と同意なしのお子様の様子を写した写真情報の公開

院内編

親の承諾なしに待合室に、子供たちの写真入りの「がんばったね掲示板」を設けている。

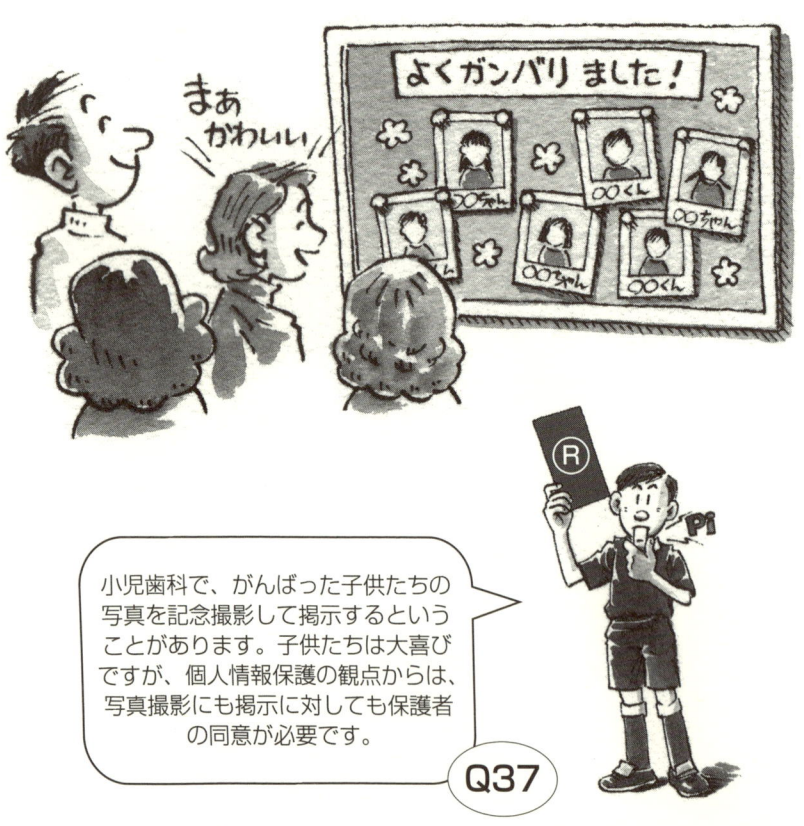

小児歯科で、がんばった子供たちの写真を記念撮影して掲示するということがあります。子供たちは大喜びですが、個人情報保護の観点からは、写真撮影にも掲示に対しても保護者の同意が必要です。

Q37

根拠：取得に際しての利用目的の通知等（法第18条）
　　　第三者提供の制限（第23条）、ガイドラインⅢ―1（2）

個人情報　こんなケースはイエローカード？　レッドカード？

12. 個人情報保護法上の重要文書の保管

院内編

患者様が自由に近づけ、手の届くところにカルテ用の設置棚がある。

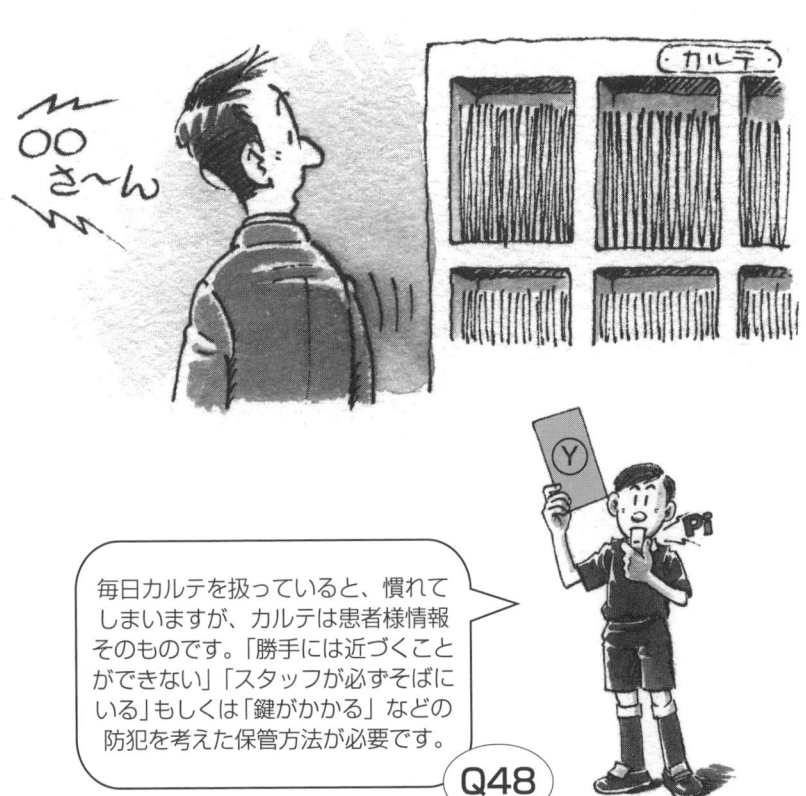

毎日カルテを扱っていると、慣れてしまいますが、カルテは患者様情報そのものです。「勝手には近づくことができない」「スタッフが必ずそばにいる」もしくは「鍵がかかる」などの防犯を考えた保管方法が必要です。

Q48

根拠：安全管理措置（法第20条）
　　　ガイドラインⅢ―4（2）⑥

個人情報　こんなケースはイエローカード？　レッドカード？

13. チェア上の患者様に対しての配慮

院内編

患者様をお通しする際、お隣のチェアの患者様の状態が丸見えになっている。

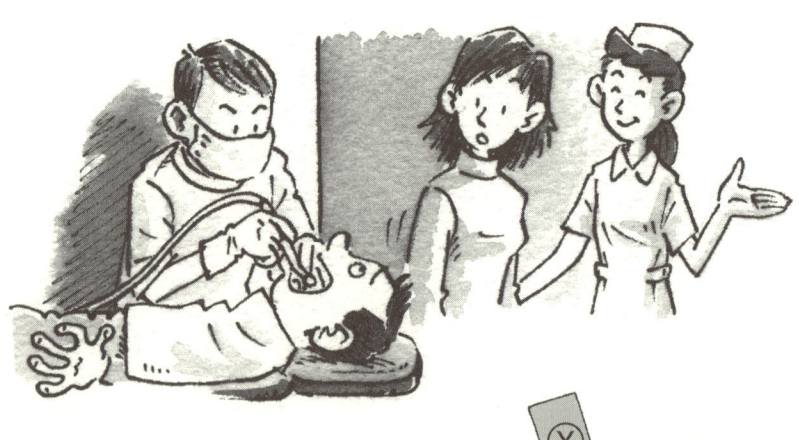

個人情報保護法には、患者様の個人情報を保護するための「安全管理措置」という項目があり、データ以外のさまざまなお客様の個人情報に類するものも、保護するように規定されています。一般社会でいうところの「プライバシーの保護」に相当します。この場合などは、できれば配慮のほしい部分です。

Q43

根拠：安全管理措置（法第20条）
　　　従業者の監督（法第21条）
　　　ガイドラインⅢ—4（6）

個人情報　こんなケースはイエローカード？　レッドカード？

14. プライバシー配慮のない重要事項の説明

院内編

インフォームドコンセントを重視し、患者様にいろいろなことをご説明する際に、他の患者様にも聞こえている。

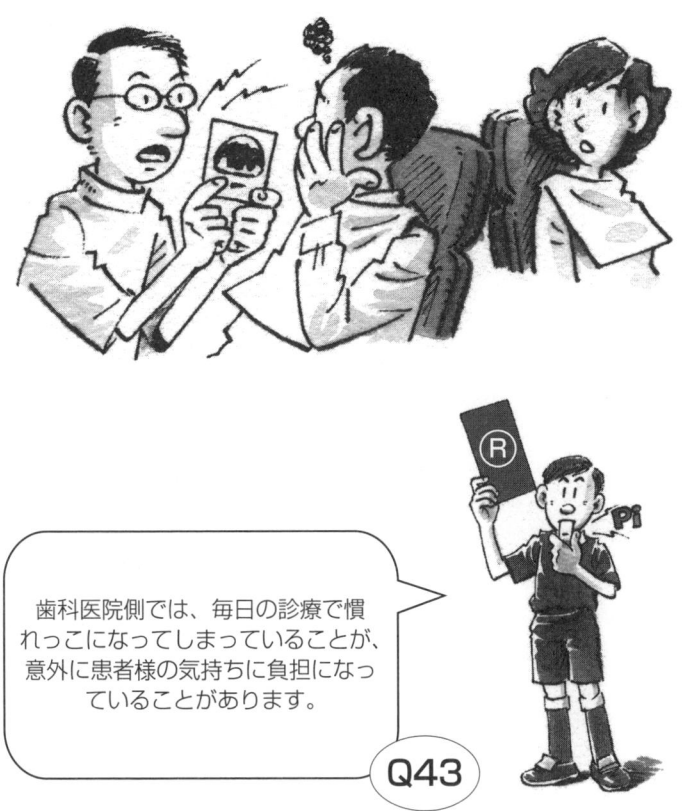

歯科医院側では、毎日の診療で慣れっこになってしまっていることが、意外に患者様の気持ちに負担になっていることがあります。

Q43

根拠：安全管理措置（法第20条）、刑法第134条第1項
　　　ガイドラインⅢ—4（6）

個人情報　こんなケースはイエローカード？　レッドカード？

15. 個人情報を記載した廃棄文書の不適切な処理

院外編

ゴミ収集日に出したゴミ袋の中に、メモ書きや書き損じといった情報がそのまま入っていて、ゴミ袋から透けてみえる。

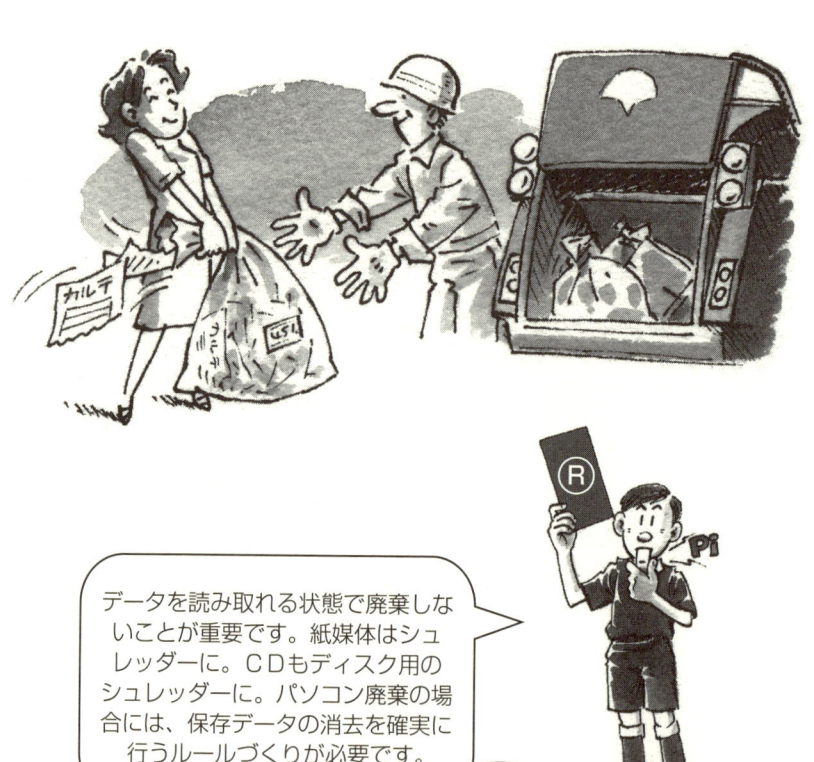

データを読み取れる状態で廃棄しないことが重要です。紙媒体はシュレッダーに。ＣＤもディスク用のシュレッダーに。パソコン廃棄の場合には、保存データの消去を確実に行うルールづくりが必要です。

Q14

根拠：安全管理措置（法第20条）
　　　従業者の監督（法第21条）、ガイドラインⅢ―4（2）⑨

個人情報　こんなケースはイエローカード？　レッドカード？

16. スタッフによる個人情報の漏えい

院外編

仕事が終わった後のスタッフ同士の飲食の場、電車やバスの中といった公の場、もしくは自宅に帰ってから、つい仕事の話をしてしまい、具体的な患者様のことを話してしまう。

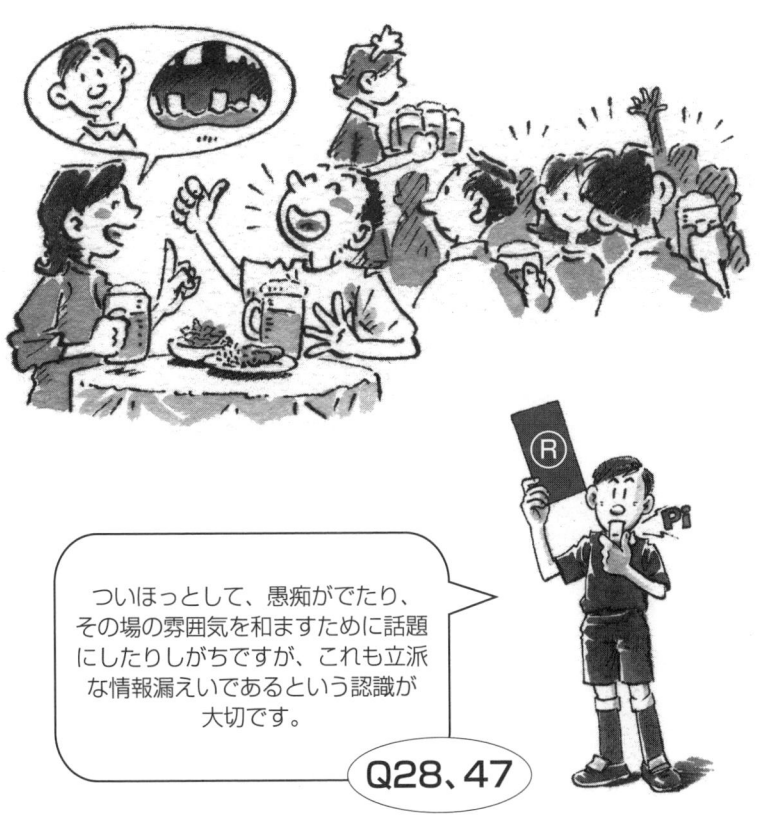

ついほっとして、愚痴がでたり、その場の雰囲気を和ますために話題にしたりしがちですが、これも立派な情報漏えいであるという認識が大切です。

Q28、47

根拠：安全管理措置（法第20条）、従業者の監督（法第21条）
　　　第三者提供の制限（法第23条）

個人情報　こんなケースはイエローカード？　レッドカード？

17. 同意のない個人情報の目的外利用

院外編

患者様のご了解なく、目の部分を隠して秘匿化ははかっているが、患者様の写真等を使っての研究発表を行う。

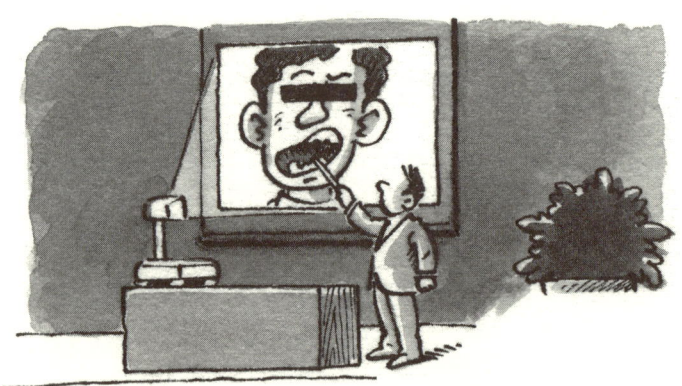

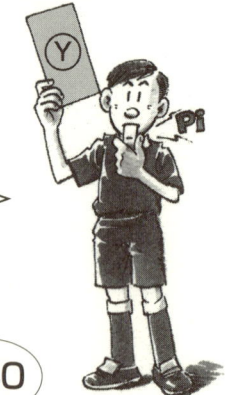

秘匿化の度合いにもよりますが、症例の特異性から個人が特定できる場合があります。たとえ、利用目的の公表をし、同意を得ている場合でも、患者様からの明確な同意が改めて必要な場合がありますので、注意が必要です。

Q40

根拠：第三者提供の制限（法第23条）
　　　ガイドラインⅡ—2

個人情報　こんなケースはイエローカード？　レッドカード？

18. 外部委託業者との個人情報取扱方法の契約上の確認

外注・委託編

外部委託に関しては、これまで同様なので今さらとくに契約しなおしたりせず、暗黙の了解のままである。

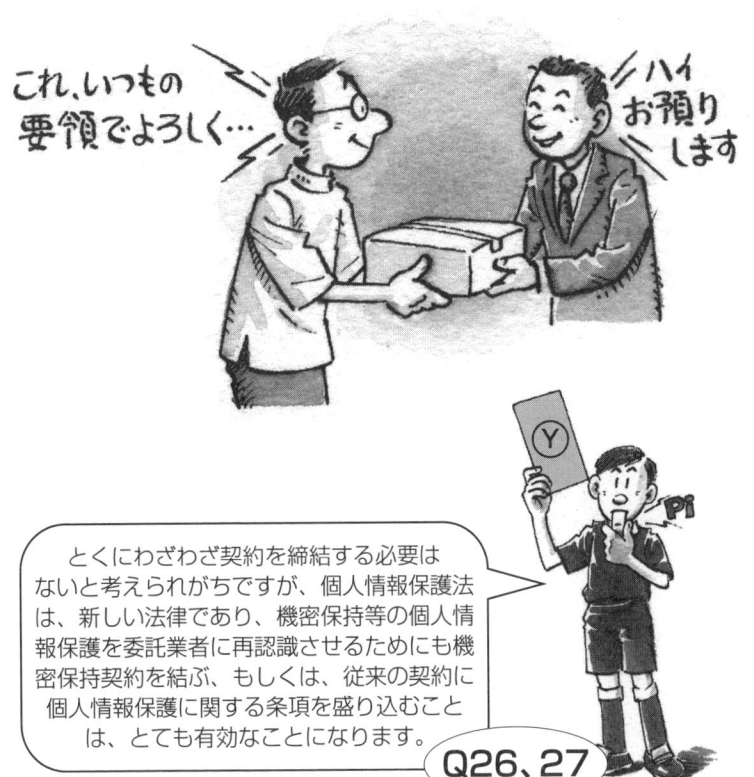

とくにわざわざ契約を締結する必要はないと考えられがちですが、個人情報保護法は、新しい法律であり、機密保持等の個人情報保護を委託業者に再認識させるためにも機密保持契約を結ぶ、もしくは、従来の契約に個人情報保護に関する条項を盛り込むことは、とても有効なことになります。

Q26、27

根拠：第三者提供の制限（法第23条）
　　　委託先の監督（法第22条）、ガイドラインⅢ―（3）

個人情報　こんなケースはイエローカード？　レッドカード？

19. IT関連媒体の不適切な管理

IT編

フロッピーやCDや、フラッシュメモリーなど、中に何が入っているか管理されていないものがたくさんあって、紛失しても、わからない状態である。

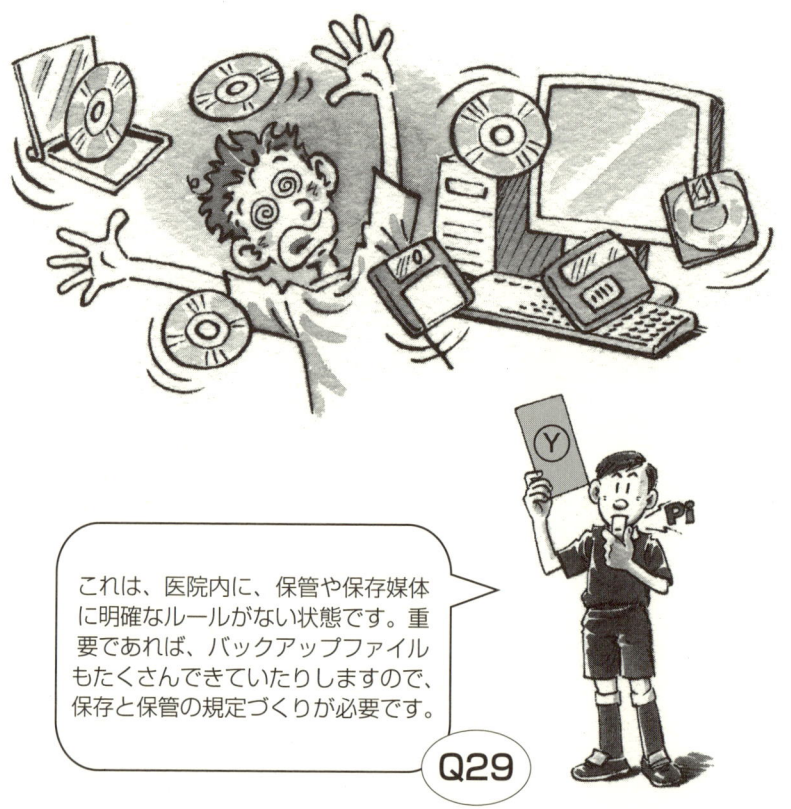

これは、医院内に、保管や保存媒体に明確なルールがない状態です。重要であれば、バックアップファイルもたくさんできていたりしますので、保存と保管の規定づくりが必要です。

Q29

根拠：安全管理措置（法第20条）
　　　従業者の監督（法第21条）、ガイドラインⅢ―4（2）⑧

個人情報　こんなケースはイエローカード？　レッドカード？

20. 歯科医院のホームページに患者様の話題を掲載

IT編

医院をよく知ってもらおうと、ホームページのブログ（日記）に、診察日記を毎日書いている。楽しんでもらうためについ具体的な患者様の話題を書く。

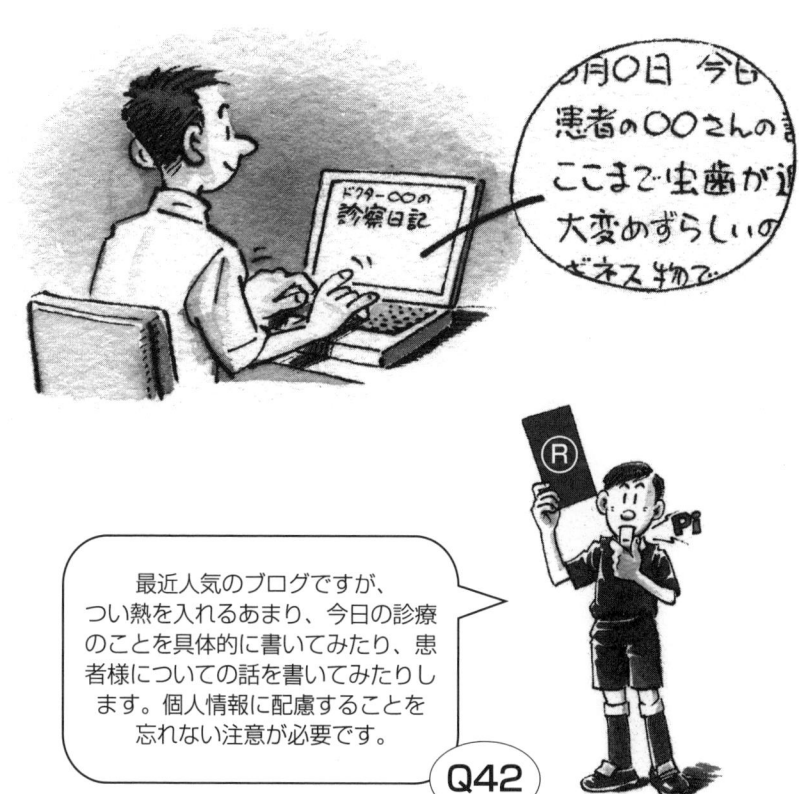

最近人気のブログですが、つい熱を入れるあまり、今日の診療のことを具体的に書いてみたり、患者様についての話を書いてみたりします。個人情報に配慮することを忘れない注意が必要です。

Q42

根拠：刑法第134条1項

個人情報　こんなケースはイエローカード？　レッドカード？

21. セキュリティ対策のない院内ネットワーク環境

IT編

電子カルテとデジタルＸ線を導入、院内ＬＡＮを結び、どのチェアからも患者様へのご説明が簡単にできるように、院内ネットワーク化を構築したが、セキュリティ対策については実施が遅れている。

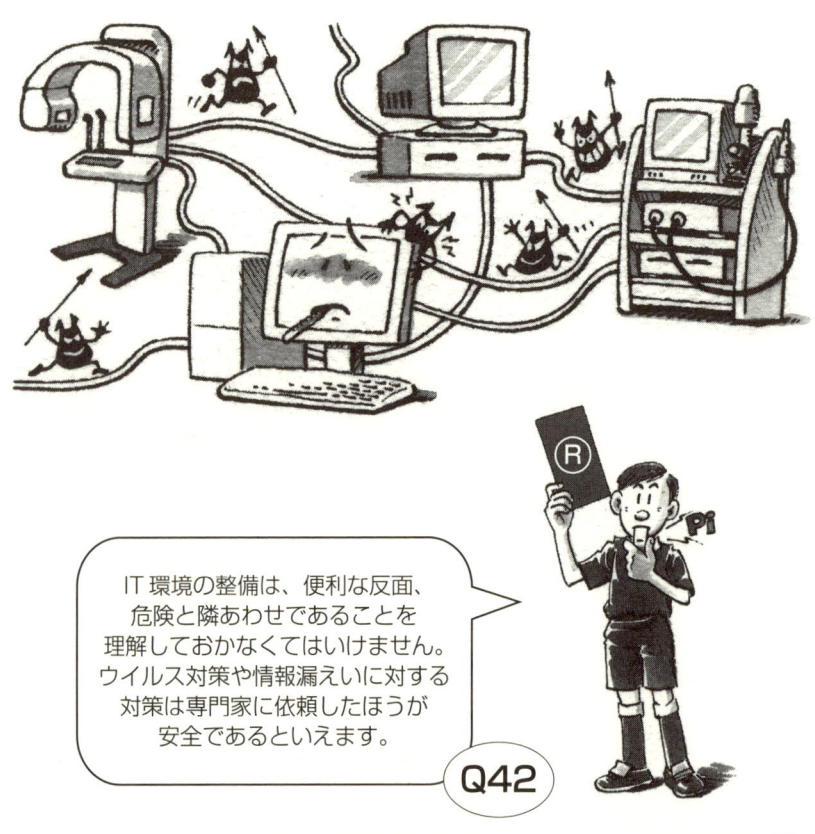

IT環境の整備は、便利な反面、危険と隣あわせであることを理解しておかなくてはいけません。ウイルス対策や情報漏えいに対する対策は専門家に依頼したほうが安全であるといえます。

Q42

根拠：安全管理措置（法第20条）
　　　ガイドラインⅢ―4（2）⑦

個人情報　こんなケースはイエローカード？　レッドカード？

22. セキュリティ対策のないパソコン管理

IT編

パソコンにパスワードの設定や保存データの暗号化等のセキュリティ対策がないパソコンは、誰でもスイッチを入れれば、起動し、中の情報にアクセス可能です。

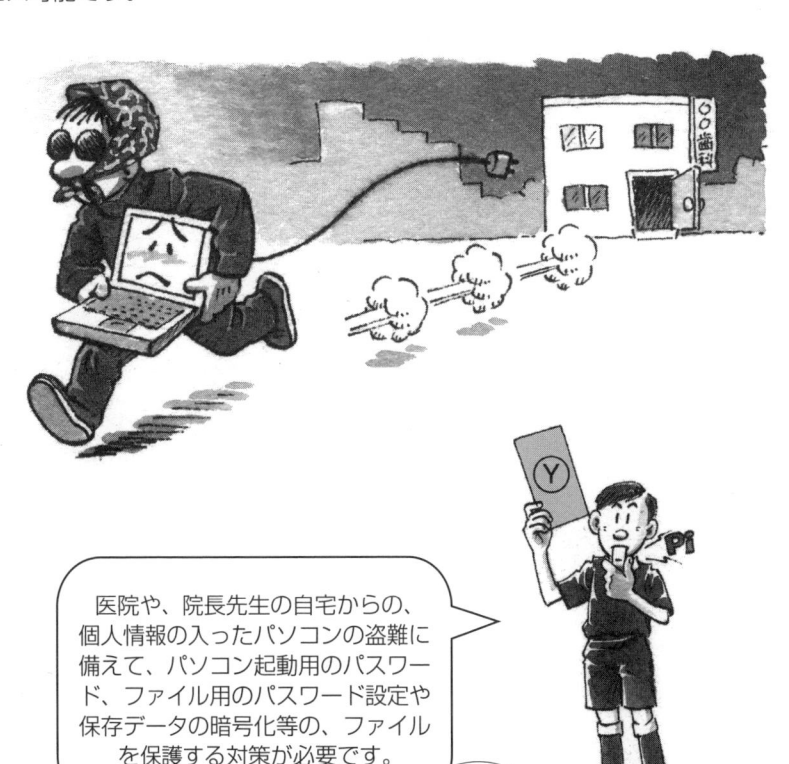

> 医院や、院長先生の自宅からの、個人情報の入ったパソコンの盗難に備えて、パソコン起動用のパスワード、ファイル用のパスワード設定や保存データの暗号化等の、ファイルを保護する対策が必要です。

Q48

根拠：安全管理措置（法第20条）
　　　ガイドラインⅢ―4（2）⑦

II 個人情報保護法ってな～に？

個人情報保護法ってな〜に？

Q1 「個人情報保護法」とはどういう法律なの？

A 個人情報保護法（正式名称「個人情報の保護に関する法律」）とは、個人情報取扱事業者が保有する個人情報に関し、遵守すべき必要最低限のルールを定めた法律です。個人情報が保護されつつ、正しく利用されるためのルールです。

個人情報保護法は、平成15年5月に国会で成立し、平成17年4月1日から全面的に施行された新しい法律です。

同法は、医療機関などの個人情報を保有する事業者に対して、個人情報が適切に取扱われるために最低限行われるべきことを定めたものです。

個人情報を取扱う事業者に対して適切な管理を徹底させることを基本としており、罰則規定（6ヵ月以下の懲役または30万以下の罰金）も備えています。

—38—

個人情報保護法ってな～に？

詳しく

個人情報保護法の中の主たる義務		
① 利用目的の制限	15条	個人情報取得と利用の目的の特定
	16条	公表した利用目的にのみ利用可能
② 適正な取得	17条	偽りや不正な手段での個人情報取得の禁止
	18条	取得に際しての利用目的の通知と公表
③ 正確性の確保と安全な管理	19条	データ内容の正確性の確保
	20条	個人情報の盗難・改ざん・滅失等がないように安全管理
	23条	本人の同意なしには第三者に提供することを禁止
④ 透明性の確保と本人関与	24条	保有個人データに関する事項（目的、開示等の方法）を公表しておくこと
	25条	本人からの請求による開示の方法と例外
	26条	本人からの申出による保有個人データの訂正・追加・削除等
	27条	本人からの申出による保有個人データの利用停止
	28条	開示等に対する本人の申出に応じない場合の理由の説明
	29条	開示請求を受け付けるための準備体制づくり
	30条	開示請求に対する手数料の徴収
	31条	迅速な苦情対応のための準備体制の整備
⑤ 管理者責任	21条	スタッフの監督
	22条	委託先の監督

Q2 「個人情報保護法」の誕生の目的は？

A 個人情報保護法は、誰もが安心して高度情報通信社会のメリットを享受するために「個人情報の有用性に配慮しつつ、個人の権利利益を保護すること（法第1条）」を目的とし、社会における個人情報の適正な取扱ルールを確立するために誕生しました。

現代社会では、あらゆる分野で個人情報を利用したビジネスが行われています。顧客サービスをはじめとして、企業での商品開発・企業戦略の策定などにおいて、大量に取得したデータを分析するなど、個人情報の利用は不可欠なものとなってきています。

これらは、個人情報のデータ処理が瞬時に大量にできるようになったことと、インターネットの発展による情報の共有化がその背景にあります。これらのことは、歯科の分野においても例外ではなく、電子カルテやレントゲンのデジタル化などさまざまな便利な機能が増えてきています。

個人情報が積極的に利用されるようになってきた一方で、情報を利用される個人の側では、個人情報を悪用した事件の多発から、その扱いが適正なものであるのかどうかについての関心が高まってきています。そのため、「個人情報を利用する側と利用される側との間の個人情報の適正な取扱いルールを確立しよう」ということになったものです。

まとめ

個人情報の利用

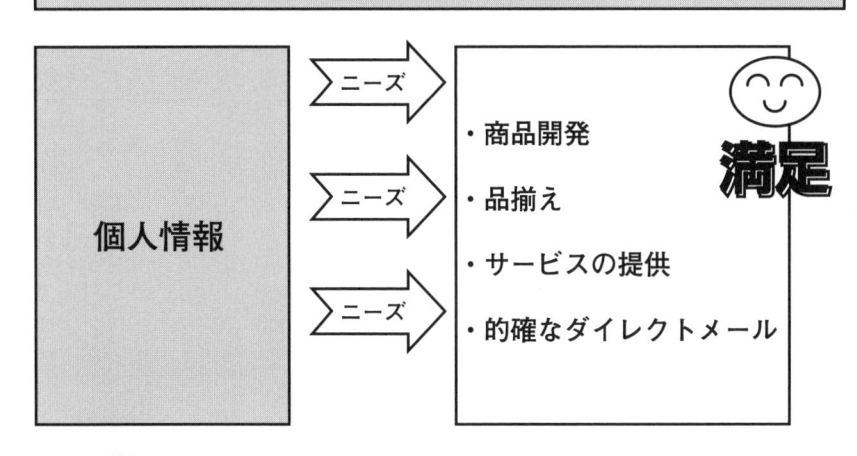

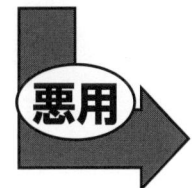

個人情報 →ニーズ→ ・商品開発
→ニーズ→ ・品揃え
・サービスの提供
→ニーズ→ ・的確なダイレクトメール

満足 😊

悪用 →
- 振り込め詐欺
- なりすましてのショッピング・契約
- 個人情報売買
　　………など

被害 😠

個人情報保護法ってな〜に？

Q3 個人情報の本人はどの程度まで権利利益を行使できるの？

A 本人の個人情報に対する権利を「自己情報のコントロール権」といいます。これは、本人が自分の個人情報の取扱いに関して、利用者に対し積極的に開示なり利用の停止なりを求めていく、という権利です。ただし、この権利を無制限に認めてしまうと、個人情報を、本人の承諾なしには一切扱えなくなってしまうため、「個人情報保護法」上では100パーセント認められているわけではありません。

個人情報保護法の求めているところは、「患者自身が、自分の情報を、いつ、どこで、どのように、何の目的で使われるかということを知り、『利用されること』のメリットとデメリットとのバランスをとりながら、自分の情報をコントロールする権利を持つ」ということです。

「自己情報のコントロール権」の権利の概念についてもまだまだ各方面で意見がわかれており、個人情報保護法の目的は「個人情報の保護と利用のバランス」という点におかれており、「自己の個人情報について必要な範囲で本人が適切に関与できる権利」であるといえます。

—42—

個人情報保護法ってな～に？

まとめ

個人情報保護法は「保護」と「利用」のバランス

個人情報の保護と利用
バランス

保護

個人情報は本人のものであり、保護されるべきものである

利用

本人のためや社会の発展のために有益に利用される

自己情報コントロール権を全面的に認めたものではない
　⇒　全面的に認めると必要とされるべき利用に障害がでるため

患者様から個人情報の廃棄を求められても、医師としてカルテの保存期間中は廃棄することができないことや、患者様が利用目的に同意されなかった場合の医師の応召義務の問題や、その他の法令にもとづく場合など、医師としての立場からも、常に患者様のご希望がなんでも優先されるとは限らないことにも注意が必要です。

Q4 歯科医院で「個人情報保護法」以外に何か参照するべきものは？

A 「個人情報保護法」は個人情報保護の基本となるものであり、あらゆる分野に共通する内容が規定されています。個人情報の適正な取扱いの確保のために、各分野ごとの事業主などが参照とするよう各関係省庁が個別に個人情報保護のための「ガイドライン」を策定しています。

それぞれの「ガイドライン」は、各省庁が所管する事業分野に即して制定されており、「個人情報保護法の解釈を示した部分」と、その事業分野の特性に応じて「個人情報保護法に上乗せして行うことが望ましいという規定部分」とで構成されています。現在、21の分野で33の「ガイドライン」が策定されています（平成17年10月現在、内閣府国民生活局企画課個人情報保護推進室）。

医療分野においては、とくにプライベート性の高い情報（「機微情報」という）を含んだ重要なデータを扱うために、全体的には「個人情報保護法」に比べ、「ガイドライン」のほうが、より厳しい内容となっています。「ガイドライン」は、主務官庁である厚生労働省によるものであり、個人情報保護法の罰則規定、すなわち調査・勧告や命令といったものはこの「ガイドライン」も判断基準とされています。「しなければならない」と書かれている規定に違反した場合には、個人情報保護法違反と同等とみなされます。

個人情報保護法ってな〜に？

詳しく

歯科医院で参照すべきガイドラインと指針

対象	主務官庁	名称
ほとんどの事業者	経済産業省	「個人情報の保護に関する法律についての経済産業分野を対象とするガイドライン」
歯科医師	厚生労働省	「医療・介護関係事業者における個人情報の適切な取扱いのためのガイドライン」
歯科医師	厚生労働省	「医療情報システムの安全管理に関するガイドライン」
歯科医師	経済産業省	「経済産業分野のうち個人遺伝情報を用いた事業分野における個人情報保護ガイドライン」
歯科医師	厚生労働省	「ヒトゲノム遺伝子解析研究に関する倫理指針」

参照対象	作成	名称
開示に関して	厚生労働省	診療情報の提供等に関する指針
開示に関して	日本歯科医師会	診療情報を適正に提供するために（平成14年3月）
開示に関して	日本医師会	診療情報の提供に関する指針（第2版）（平成14年10月）
スタッフのため	厚生労働省	雇用管理に関する個人情報の適正な取扱いを確保するために事業者が講ずべき措置に関する指針
スタッフのため	厚生労働省局長通達	雇用管理に関する個人情報のうち健康情報を取り扱うに当っての留意事項について

独自のガイドラインを策定している歯科医師会もあります。
例：「診療情報の提供に関するガイドライン（福島県歯科医師会）」
　　　　　　　　　　　　　　　　　　　　　　　平成12年4月

個人情報保護法ってな〜に？

Q5 「個人情報保護法」でいう「個人情報」とはどのようなもの？

A 「個人情報」とは「生存する個人に関する情報であって、当該情報に含まれる氏名、生年月日その他の記述等により、特定の個人を識別することができるもの」をいいます（法第2条第2項）。

〈個人情報の定義〉
氏名・住所・性別・生年月日が個人情報の典型例とされていますが、個人の身体、財産、会社における職位・身分等の個人に属する情報も、**氏名などの他の情報と容易に照合すれば、特定の個人を識別できるもの**であれば、「個人情報」と考えられています。したがって、画像・音声、特定の個人を識別できるメールアドレス情報等も「個人情報」となります。

〈公表されているものでも個人情報〉
電話帳に掲載されている名前や住所も個人情報に該当します。
住宅地図、不動産の登記簿謄本なども個人情報です。

※医療分野においては、死者の情報も個人情報として扱われる場合があります。

個人情報保護法ってな～に？

まとめ

歯科医院での個人情報を含む書類等

患者様		スタッフ
・問診票 ・保険証 ・紹介状 ・診察券 ・予約票 ・診療録 ・処方箋 ・レントゲン写真 ・口腔写真 ・日計表 ・治療費見積書	・技工指示書 ・作業模型・モデル ・請求書・領収書 ・レセプト ・歯科衛生士業務記録 ・居宅サービス計画書 ・訪問診療記録 ・クレジット控 ・歯科ローン控 ・検査依頼書 ・検査結果報告書 ・自由診療契約書 ……など	・履歴書 ・従業員名簿 ・出勤簿 ・タイムカード ・給与台帳 ・業務評価一覧 ・労働保険関連書類 ・源泉徴収関連書類 ……など

【個人情報の例】
・氏名・生年月日・住所・電話番号・携帯電話番号・勤務先
・保険証番号
・学歴・職歴・前科・宗教・趣味等
・問診票記載事項（妊娠の有無、既往症など）
・病歴、診療履歴、診療情報
・メールアドレス（アドレスから医院名や会社名がわかり、個人が識別できるもの）
・防犯カメラの映像
・留守電に名前を名乗って残された音声
・名前を書いた作業模型・モデル
・名前の入ったレントゲンフィルム

【個人情報にはあたらない例】
・記号や数字だけのメールアドレス
・他の情報とあわせても特定の個人が識別できない情報

Q6 個人情報・個人データ・保有個人データ その違いは何？

A

この三つの用語は法第2条に規定されており、同法対策において重要な概念とされています。

「個人情報」は、「生存する特定の個人を識別できる情報」であり、いちばん大きな枠組みです。

【個人情報】→【個人データ】→【保有個人データ】と特定されていくにつれて、個人情報取扱事業者の負うべき義務も増えることになります。

〈個人情報〉

生存する個人に関する情報。その情報に含まれる氏名・生年月日、その他の記述によって特定の個人を識別できる情報のこと（ほかの情報と容易に照合することができ、それによって特定の個人を識別することができるものを含む）。

〈個人データ〉

データベース化された個人情報のこと。つまり、検索が簡単にできる状態の個人情報。

〈保有個人データ〉

個人データのうち個人情報取扱事業者が個人の開示、内容の訂正、追加または削除、利用の停止、消去および第三者の提供の停止を行うことができるもので、6ヵ月以内に消去する予定のものや、公益上の配慮が必要なものは除外します。

個人情報保護法ってな～に？

詳しく

個人情報取扱事業者の義務

		義務	
個人情報に対して	第15条	利用目的の特定	個人情報
	第16条	利用目的による制限	
	第17条	適正な取得	
	第18条	取得に際しての利用目的の通知等	
個人データに対して	第19条	正確性の確保	個人データ
	第20条	安全管理措置	
	第21条	従業者の監督	
	第22条	委託先の監督	
	第23条	第三者提供の制限	
保有個人データに対して	第24条	保有個人データの利用目的の通知	保有個人データ
	第25条	開示	
	第26条	訂正等	
	第27条	利用停止等	
	第28条	理由の説明	

※一般的な個人情報から保有個人データに特定されるに従って負う義務も増えます。

歯科医院での患者様情報は、カルテがその媒体を問わず（電子カルテでも紙カルテでも）「データベース化された個人情報」にあたり、またカルテには保存期間があることから、患者様に関する個人データのすべてが「保有個人データ」にあたります。

―49―

Q7 「個人情報保護法」上の義務と、もともとある歯科医師の守秘義務の違いは何？

A
医師にはもともと刑法第134条による厳格な守秘義務があるので、個人情報保護法は必要ないと考えられがちです。しかし、刑法による守秘義務は、医師本人だけに課されたものであるのに対し、「個人情報保護法」では医院全体で患者様の情報を保護することを求めているという大きな違いがあります。

〈刑法上の守秘義務〉
刑法134条の守秘義務が求めているのは、「医師は業務上知り得た患者様の個人情報を漏らしてはならない」という歯科医師の義務です。

〈個人情報保護法上の義務〉
対して個人情報保護法では、歯科医師本人の守秘義務だけではなく、スタッフや委託先の監督責任をも含めて、歯科医院全体をひとつの単位と考えています。また、個人情報保護のために、患者様の個人情報をお預かりしてから廃棄するまでの間でのさまざまな義務を要求しています。
個人情報保護法は、「患者様ご自身が、いつ、どこで、何の目的で自分の個人情報が利用されるのかを知ることのできる権利」を保障するものです。その権利を保障するための体制づくりが歯科医院に求められています。

詳しく

歯科医療に関係する守秘義務	
資格	根拠法
歯科医師	刑法第134条1項
歯科技工士	歯科技工士法第20条の2
歯科衛生士	歯科衛生士法第13条の5

※資格に関する主なもののみ

【守秘義務に係る法令等】

刑法134条第1項
「医師、薬剤師、医薬品販売業者、助産婦、弁護士、弁護人、公証人又はこれらの職にあった者が、正当な理由がないのに、その業務上取り扱ったことについて知り得た人の秘密を漏らしたときは、6月以下の懲役又は10万円以下の罰金に処する」

歯科技工士法第20条の2
「歯科技工士は、正当な理由がなく、その業務上知り得た人の秘密を漏らしてはならない。歯科技工士でなくなった後においても、同様とする」

歯科衛生士法13条の5
「歯科衛生士は、正当な理由がなく、その業務上知り得た人の秘密を漏らしてはならない。歯科衛生士でなくなった後においても、同様とする」

個人情報保護法ってな〜に？

Q8 すべての歯科医院が「個人情報保護法」の対象（個人情報取扱事業者）となるの？

A すべての歯科医院が「個人情報取扱事業者」となるわけではありません。しかし、ガイドラインには「個人情報取扱事業者」とならない歯科医院にも、個人情報保護法の規定を含めた「ガイドライン」を最大限守る努力義務が規定されています。

〈個人情報取扱事業者〉

個人情報保護法上「個人情報取扱事業者」として義務を負うのは、識別される特定の個人（個人データ）の数の合計が過去6ヵ月以内のいずれの日においても5000件を超えない事業者（小規模事業者）を除くものとされています。歯科医院において、識別される特定の個人には、歯科医師・歯科技工士・歯科衛生士などのスタッフと、患者様およびその患者様の健康保険の被保険者証に記載された患者様のご家族の人数などを含みます。

〈医療関係事業者の最善の努力義務〉

医療関係事業者は、良質かつ適切な医療の提供のために最善をつくす義務を負っていることや、患者様側からは個人情報取扱事業者かどうか判断できにくいことから、個人情報取扱事業者としての法令上の義務を負わない医院も含めて、ガイドラインを遵守することに最大限の努力を求めると定められています。

—52—

個人情報保護法ってな～に？

まとめ

個人情報保護法によると

民間事業者である（国や地方公共団体、独立行政法人ではない）
↓ YES!

「個人情報データベース等」を事業に用いている
↓ YES! カルテがデータベースに該当

過去6ヵ月間で1度でも5000人分を超える個人情報を保有
↓ YES!

個人情報取扱事業者である

医療・介護関係者における個人情報の適切な取扱いのためのガイドラインによると

規模の大小を問わず医療関係者は個人情報の保護に努める

国や地方公共団体独立行政法人
（望ましい）

→ **個人情報保護法遵守**

個人情報取扱事業者ではない歯科医院には、個人情報保護法上の罰則は適用されません。ただし、厚生労働省のガイドラインが法の適用外の医院に対しても、最大限の遵守努力を求めている以上、個人情報の保護にはできるだけの努力は必要です。漏えいなどが起こった場合に、個人情報保護法の罰則は適用されなくても、刑法や民法による責任を問われる場合があります。

個人情報保護法ってな～に？

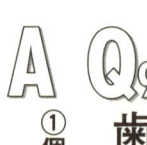

Q9 歯科医院での"個人"の数え方はどうするの？

A

① 個人情報取扱事業者に該当する基準となる5000件とは？

個人が5000人特定できることです。カルテや保険証や技工物指示書など、いろいろなところに名前があっても、同じ人物のものは1件として数えます。

② 現在来院されていない方の保存期間中のカルテも1件と数えるの？

カルテがあれば1人の人物が特定できますから、1件です。

③ 保険証のコピーには、ご家族の名前や生年月日も一緒に写りますが、どうするの？

コピーされているご家族の人数分カウントします。

④ 出入りの業者さんの名刺も数えるの？

1人の人物が特定できますから、取り出しやすいように名刺ファイルに整理するなどデータベース化されていれば、1件です。

⑤ 学校医の場合、その学校を1件と数えるの？

学校ではなく特定できる児童数分の件数になります。そのような児童を特定できるリスト等をお預かりになっておられないのであれば、カウントはされません。

⑥ 院長先生の年賀状の送り先も数えるの？

患者様への歯科医院からの年賀状リストであれば、リストの人数分を件数に数えますが、カルテと重複するもののカウントは必要ありません。院長先生の個人的な年賀状の宛先は

―54―

個人情報保護法ってな～に？

⑦ 結婚されて、お名前の変わられた患者様の場合は2件？

カウントされません。改姓されても、特定できるのはおひとりなので、1件です。

⑧ 歯科医院内に電話帳がありますが、この電話帳の中身も数えるの？

備え付けてある電話帳に掲載されているだけでは、1件とは数えません。電話帳などに公にのっているデータは、事業に用いられた場合にカウントすることになります。

⑨ 当院ではドクターが3人いて、おひとりずつの患者様は保存期間分をあわせても各2000人くらいだと思うので、個人情報取扱事業者には該当しませんね？

歯科医院あたりで数えますので、3人×2000人の6000人となり、個人情報取扱事業者になります。

⑩ 開業当初からのスタッフの人事ファイルがありますが、患者様ではないので、数えなくてもいいのですか？

スタッフの情報も医院で保有する個人情報になりますので、数えることになります。また、スタッフの名簿などに、そのご家族のことが記入されている場合には、ご家族の人数もカウントに入ります。開業当初からのものであれば、退職したスタッフとその家族の累計もカウントされてしまうことになります。

Q10 「認定個人情報保護団体」とは何？

A 認定個人情報保護団体とは、主務大臣から認定された民間の団体で、個人情報保護の普及と啓発に努め、主に個人情報保護に関する苦情の処理や対象事業者への情報提供を行うものです（法第37条第1項）。

認定個人情報保護団体は、個人と事業者との間に立ち、相談窓口を設けるなど、第三者として調整を行います。また、「個人情報保護団体」独自のガイドライン等の作成・公表（法第43条）も行うことになっており、対象分野において、個人情報が適正に扱われることに対してのさまざまな働きが期待されています。

現在、誕生している認定個人情報保護団体は、総務大臣認定の3団体と金融庁長官認定の7団体と経済産業大臣認定の4団体の計14団体があります（平成17年9月30日現在、内閣府国民生活局企画課個人情報保護推進室）。

歯科の場合は、日本歯科医師会をはじめ各歯科医師会が、認定個人情報保護団体以上の役割をすでに以前より担ってきているため、新たな認定団体は現在のところ誕生していません。

個人情報保護法ってな～に？

詳しく

【認定個人情報保護団体認定基準】

認定には、下記の3つの基準をクリアしていることが必要です。

①認定業務を適正かつ確実に行うための業務実施方法が決められていること
②認定業務を適正かつ確実に行う知識及び能力ならびに経理的基礎を有すること
③認定業務以外の業務を行っている場合は、不公正になるおそれがないこと　　　　　　　　　　　　　　　　　　（法第39条）

（※個人情報保護団体の認定を行うのは業界を所管する主務大臣です）

認定個人情報保護団体は、
個人と事業者との間に入って第三者として調整を行う。

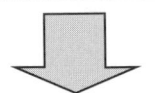

⬇

個人にとっては個人情報の扱われ方に疑問をもっているのだが、
①事業者に直接苦情をいってもダメな場合や、
②事業者に不信感をもっていて、事業者の苦情対応窓口を利用したくない時に

⬇

認定個人情報団体を利用できる

「国民生活センター」「消費者センター」以外に
民間にも、もう一つ苦情の受付窓口があることになります。

Q11 「個人情報保護法」では、どんな罰則規定があるの？

A 個人情報保護法違反があり、主務大臣（歯科医院の場合には厚生労働大臣）が必要と判断した場合には是正勧告をし（法第34条1項）、それに従わない場合には、是正措置を命じることができる（法第34条2項）と規定されています。この命令に従わない場合には、6ヵ月以下の懲役または30万円以下の罰金刑に処せられます（法第56条）。

同法違反がない場合にも、主務大臣が必要と判断した場合や、個人情報の管理方法などへの苦情が寄せられた場合には、事実関係調査のための「助言」「報告の徴収（事情を報告することを求めること）」が行われます。これに応じない場合や虚偽の報告をした場合には、30万円以下の罰金刑（法第57条）に処せられます。

そして、この調査結果にもとづいて「是正勧告」等が行われることになりますが、急を要する事態であると判断された場合には「緊急命令」がなされます。

〈民法上の損害賠償〉
個人情報保護法違反に問われない場合でも、民法上の損害賠償責任が発生する可能性があります。

〈刑法上の罰則〉
そして、歯科医師は刑法上の守秘義務違反（6ヵ月以下の懲役10万円以下の罰金）にも問われる可能性があります。

個人情報保護法ってな～に？

まとめ
個人情報に関する罰則のまとめ

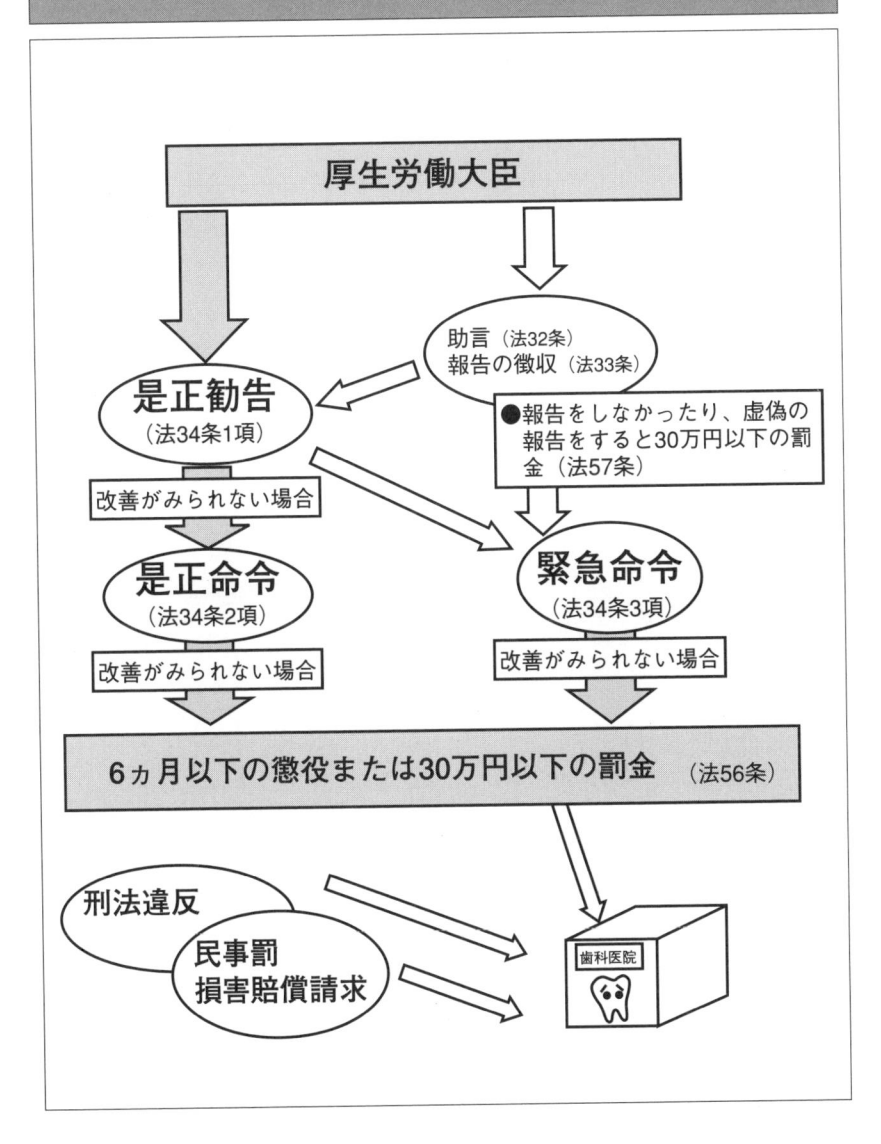

```
                    厚生労働大臣
                  ↓            ↓
                           助言（法32条）
                           報告の徴収（法33条）
        是正勧告  ←
        （法34条1項）         ●報告をしなかったり、虚偽の
                             報告をすると30万円以下の罰
         ↓改善がみられない場合   金（法57条）

        是正命令              緊急命令
        （法34条2項）          （法34条3項）

         ↓改善がみられない場合   ↓改善がみられない場合

     6ヵ月以下の懲役または30万円以下の罰金  （法56条）

    刑法違反
      民事罰              歯科医院
      損害賠償請求
```

—59—

個人情報保護法ってな〜に？

Q12 「プライバシーマーク」って何？

A

「プライバシーマーク」とは経済産業省の「個人情報保護ガイドライン（1997年3月4日通商産業省告示第98号）」に準拠して、個人情報の適正な取扱いを行っている民間事業者に付与されるもので、名刺やホームページに載せることができます。第三者機関である財団法人日本情報処理開発協会（JIPDEC）が、創設・運用しています。

〈公的認証〉

プライバシーマークは1998年より運用が開始されており、日本における「個人情報保護」に関する唯一の公的認証です。JIPDEC公認のプライバシーマーク認定機関に審査を受け、認定許可後にJIPDECに付与の申請を行い、現地（事業所）調査の上付与されます。

〈メリット〉

事業者には、申請の準備をすることで、個人情報保護法対策にもなり、スタッフの意識向上につながります。対外的には「プライバシーマーク」を表示することにより信頼獲得ができるメリットがあります。

消費者には、事業者が個人情報の取扱いを適切に行っている事業者であるかどうかが、プライバシーマークより判断できるメリットがあります。

― 60 ―

個人情報保護法ってな～に？

詳しく

プライバシーマーク制度

1. 個人情報保護に関するJIS規格（JISQ15001・1999）、とくに医療分野は別の異なる指針（JIS Q15001の医療機関の指定指針）に適合した「コンプライアンス・プログラム」を整備します。その内容は「事業者が、自ら保有する個人情報を保護するための方針、組織、計画、実施、監査および見直しを含むマネジメントシステム」と定義されており、決まった型というものはありません。
2. 個人情報を保護するための方針や組織体制を整えてスタッフ研修を行い、改善点が発見されれば、改善するという流れ（PDCAサイクルという）を繰り返し、個人情報の保護向上に常に努めるというものです。

プライバシーマークの申請から付与まで

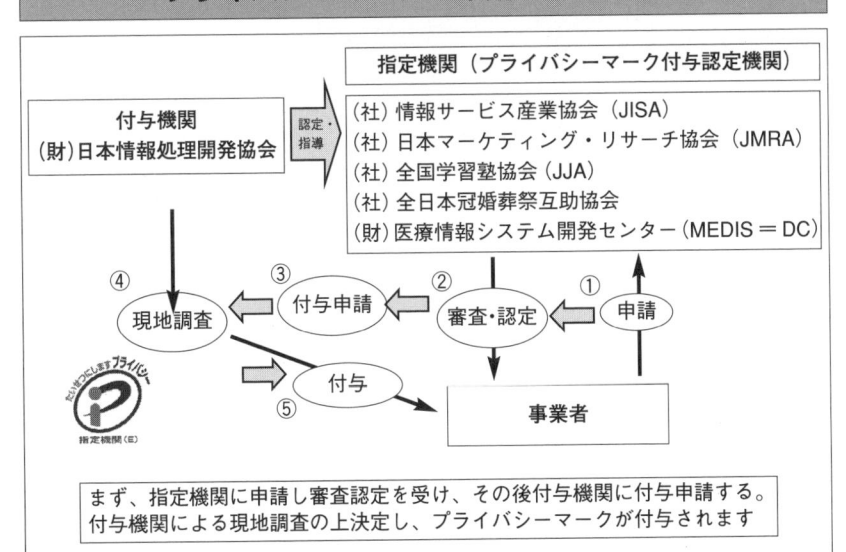

指定機関（プライバシーマーク付与認定機関）
- （社）情報サービス産業協会（JISA）
- （社）日本マーケティング・リサーチ協会（JMRA）
- （社）全国学習塾協会（JJA）
- （社）全日本冠婚葬祭互助協会
- （財）医療情報システム開発センター（MEDIS＝DC）

付与機関
（財）日本情報処理開発協会

認定・指導

① 申請
② 審査・認定
③ 付与申請
④ 現地調査
⑤ 付与

事業者

まず、指定機関に申請し審査認定を受け、その後付与機関に付与申請する。付与機関による現地調査の上決定し、プライバシーマークが付与されます

III 歯科医院での個人情報保護法対策とは

歯科医院での個人情報保護法対策とは

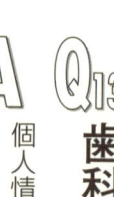

Q13 歯科医院にとっての個人情報保護法対策の意義は何？

A

個人情報保護法のためのいろいろな対策は、歯科医院の「コンプライアンス（compliance 法令遵守）」として行われるべきことなのですが、その他にCSRとしての意義があります。

CSRとは「コーポレート・ソーシャル・レスポンシビリティー（Corporate Social Responsibility）」といい、企業（教育機関・医療機関などをも含んだ意味）の社会的責任と訳されます。歯科医院でのCSRの主な柱としては、次のようなポイントがあげられます。

- 品質管理（診療技術の向上、学術的な研鑽）
- 患者様満足（誠実な患者様対応）
- 環境への配慮（廃棄物の正しい処理、節電などの省エネ）
- 社会貢献（地域社会への奉仕活動）
- コンプライアンス（法令遵守による公正な医療活動）

そして、このCSRの大きなポイントとして新しく加わったのが、

- 個人情報の保護

なのです。個人情報保護法対策の目的は、一般的には「リスク回避」や「情報漏洩対策」に重きを置いて考えられることが多いのですが、CSRの視点で取り組むことも非常に重要な意識があると思われます。

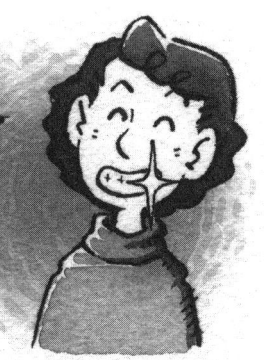

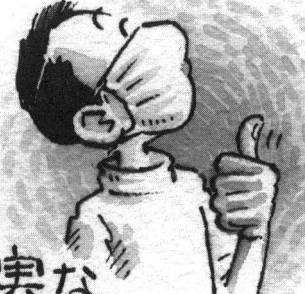

歯科医院での個人情報保護法対策とは

歯科医院での個人情報保護法対策とは

Q14 歯科医院での個人情報漏えいとは、どのようなことがあるの？

A 歯科医院から個人情報が漏えいする場合としては「ハプニングやミスによるもの」「故意や犯罪によるもの」などが考えられます。漏えいの危険性は非常に身近な出来事であると認識することが必要です。ホームページの開設などインターネットを利用した場合のリスクもあります。

〈院内にて〉●保存データ・紙カルテの紛失　●スタッフによるデータの破壊　●ファックスの誤送信　●不適切な廃棄による情報流出　●コピーの裏紙の使用　●患者様との会話からの漏えい　●作業中の個人情報を含んだデータが患者様から丸見えなこと　●スタッフ（歯科医師を含む）の患者様情報の持出し

〈院外にて〉●医院外で個人情報を話題にしてしまう悪意のない情報漏えい　●パソコン等の盗難による保存データの流出　●委託業者の管理不備によるデータ流出　●学会報告での症例の不十分な秘匿化のため

〈インターネットを利用する場合〉●インターネット経由のウィルス感染による漏えい　●インターネット経由の患者様情報の盗み出しなどが考えられます。

― 66 ―

歯科医院での個人情報保護法対策とは

まとめ

歯科医院で起こりうる漏えいの例

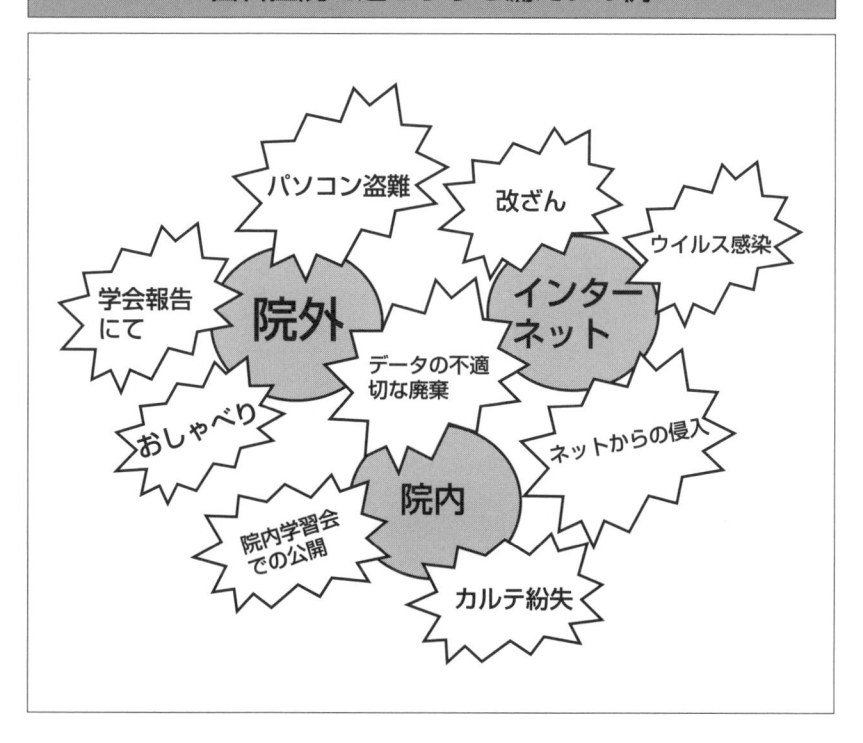

- パソコン盗難
- 改ざん
- ウイルス感染
- 学会報告にて
- 院外
- インターネット
- データの不適切な廃棄
- おしゃべり
- ネットからの侵入
- 院内
- 院内学習会での公開
- カルテ紛失

盗難等の犯罪に遭うだけではなく、院内でのカルテの紛失、電子カルテやレセコンのデータが破壊した場合にバックアップがないことなども、個人情報保護法上では、歯科医院の管理義務違反が問われることになります。

（法第20条　ガイドラインⅢ-4（2）⑧）

歯科医院での個人情報保護法対策の進め方は？

Q15

取得から廃棄までの個人情報のライフサイクルと、現在の歯科医院の業務にあわせて対策を考えていきます。左ページを参照して、歯科医院の規模や現状により必要な部分を取り入れてください。

A

対策のポイントは、歯科医院に来院される患者様の個人情報の保護のために、情報をお預かりする側としての体制の整備と規則づくりです。

歯科医院においての個人情報の取得から廃棄までの流れの中で、個人情報を利用する目的を特定し、廃棄に至るまでの適切な管理を行います。

また、そのために、各種ルールの決定や、諸規則、患者様へのご説明資料、委託業者への契約書等の文書類作成が必要となりますので、現在あるものの中身を見直すことや、ないものや不足しているものに関しては作成整備します。

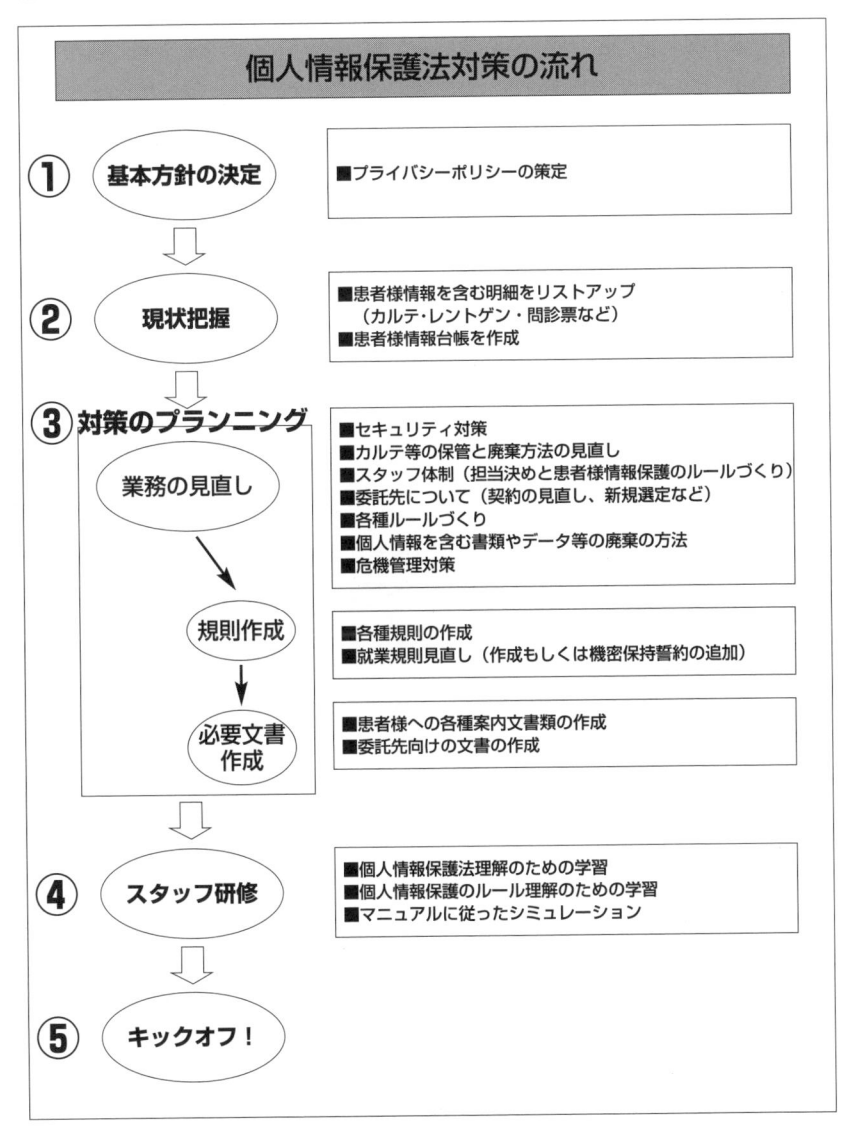

歯科医院での個人情報保護法対策とは

詳しく

個人情報保護法対策の流れ

① **基本方針の決定**
- ■プライバシーポリシーの策定

② **現状把握**
- ■患者様情報を含む明細をリストアップ（カルテ・レントゲン・問診票など）
- ■患者様情報台帳を作成

③ **対策のプランニング**

業務の見直し
- ■セキュリティ対策
- ■カルテ等の保管と廃棄方法の見直し
- ■スタッフ体制（担当決めと患者様情報保護のルールづくり）
- ■委託先について（契約の見直し、新規選定など）
- ■各種ルールづくり
- ■個人情報を含む書類やデータ等の廃棄の方法
- ■危機管理対策

規則作成
- ■各種規則の作成
- ■就業規則見直し（作成もしくは機密保持誓約の追加）

必要文書作成
- ■患者様への各種案内文書類の作成
- ■委託先向けの文書の作成

④ **スタッフ研修**
- ■個人情報保護法理解のための学習
- ■個人情報保護のルール理解のための学習
- ■マニュアルに従ったシミュレーション

⑤ **キックオフ！**

歯科医院での個人情報保護法対策とは

Q16 「プライバシーポリシー」（個人情報保護基本方針）とは？

A 「プライバシーポリシー」とは、医院が個人情報保護法やガイドラインなどの関係法令等を守り、個人情報保護に取り組むという方針を明らかにする「個人情報保護宣言」です。法第3条に規定されている「個人の人格尊重の理念の下、個人情報を慎重に扱う」ことを対外的に明確にするために、個人情報保護に関する考え方や方針に関する宣言をすることです（ガイドラインI－6）。

プライバシーポリシーの掲示によって、法律を遵守し、個人情報保護のために積極的に取り組んでいる歯科医院であることを、対外的に公表するようガイドラインにも要求されています。

プライバシーポリシーは歯科医院の個人情報に関する基本方針となるものですから、医院内の待合室などのよく見える場所に掲示し、お持ちであればホームページにも公表しておきます。簡単で目に付きやすいものがよく、詳細に記載したものは初診の際に印刷物でお渡しするようにするなど、工夫してわかりやすさに努めます。

—70—

歯科医院での個人情報保護法対策とは

参考例

患者様の個人情報の保護について

○○歯科医院（以下、本院という）におきましては、これまでから患者様の個人情報を大切に思い保護することが診療活動の基本であるとともに、本院の社会的責務であると考え実施してまいりました。
本院の理念、基本方針、患者様の権利について個人情報保護の精神にのっとり、「プライバシーポリシー」を以下のとおり定めます。
患者様や各種ご相談をされる利用者の方々からご提供いただいた個人情報の漏えい、流用等を防止するため厳重な管理に努め、本院スタッフ及び関係者に周知徹底を図り、安心してご来院いただけるようこれまで以上に個人情報保護に努めてまいります。

■個人情報の収集・利用・提供
　個人情報を保護・管理する体制を確立し、適切な個人情報収集、利用および提供に関する内部規定を定め、これらを遵守します。

■個人情報への安全対策
　個人情報への不正アクセス、個人情報の紛失、破壊、改ざんおよび漏えいに関する万全の予防措置を講ずることによって、個人情報の安全性・正確性の確保を図り、万一問題が発生した場合には速やかに是正措置をとるものとします。

■業務の委託
　本院の業務・診療上必要な場合に限り、個人情報を用いた業務処理を信頼できる業者に委託発注する場合がございます。ただし、この場合には守秘義務を明記した契約を締結し、適正な監督を行うなどの患者様の個人情報の保護に必要な措置をとるものとします。

■開示・訂正・利用停止の手続きについて
　本院がお預かりしております個人情報に関して、開示・訂正・利用停止または削除等をご本人がご希望になる場合には、関係諸法令に従い対応させていただきます。

■教育及び継続的改善
　個人情報保護体制を適切に維持するため、本院スタッフの教育・研修を徹底し、内部規則を継続的に見直し、改善します。

■お問い合わせ
　開示・訂正・利用停止の手続きおよび、当院に関するご意見ご質問等は窓口までお気軽にお申しつけください。

　　　　　　　　　　　　　　　　　　　　　○○歯科医院
　　　　　　　　　　　　　　　　　　　　　院長　○　○　○　○

歯科医院での個人情報保護法対策とは

Q17 歯科医院における「個人情報保護法対策」は、まず何から始めるの？

A まず、歯科医院でお預かりしている個人情報の現状把握のために、個人情報の明細のリストアップから始めましょう。個人情報の取得から廃棄までの流れに沿って行い、左ページのような患者様情報台帳を作成します。

患者様情報台帳は、医院内規則の基本となるもので、どんな情報をどこに保管して、どのように利用するのかを、廃棄に至るまで確認しながら作成します。この台帳をもとに、患者様にお知らせする個人情報取得の目的もまとめましょう。

歯科医院での現状が分析できれば、紛失やデータの滅失・盗難などの危険性を想定し、その対策を立てることができます。この現状の把握を基本に優先順位をつけて、さまざまな規則を組み立てていきましょう。

患者様情報台帳は、院内規則の改定や業務改善活動の際の基本となるものですから、個人情報保護法対策実施スタート後も大切に保管します。

歯科医院での個人情報保護法対策とは

まとめ

歯科医院での個人情報のリストアップ

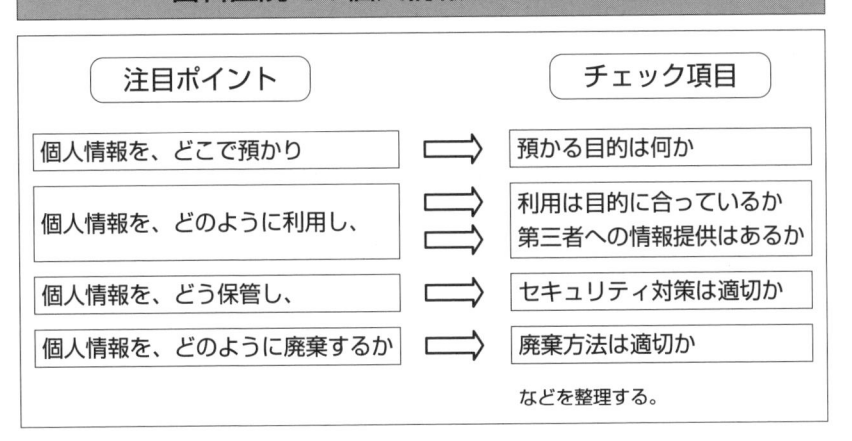

注目ポイント		チェック項目
個人情報を、どこで預かり	⇒	預かる目的は何か
個人情報を、どのように利用し、	⇒	利用は目的に合っているか 第三者への情報提供はあるか
個人情報を、どう保管し、	⇒	セキュリティ対策は適切か
個人情報を、どのように廃棄するか	⇒	廃棄方法は適切か

などを整理する。

○○歯科医院患者様情報台帳

| 業務 | 情報明細 | 患者様情報 ||||| 廃棄 || 管理責任者 | 目的 | 第三者提供の有無 | セキュリティ |
		媒体	場所①	場所②	形態	保存期間	方法	担当			
受付	●記入問診票	紙	事務室	カルテキャビネット	カルテ貼り付け	5年	溶解	業者A	△村	治療方針	なし	3
診療	●口腔写真	ディスク	事務室	医療サーバー	ディスクラック	2年	破壊	CD用シュレッダー	□中	口腔現状提示	なし	4
請求	●保険証のコピー	紙	事務室	カルテキャビネット	カルテ貼り付け	5年	溶解	業者A	○田	レセプトの請求	なし	3
共通	●レントゲン	ディスク	事務室	医療サーバー	—	2年	破壊	CD用シュレッダー	△村	現状把握	なし	4
受付	●日計表	紙	受付	日計表台帳	専用紙記入	7年	溶解	業者A	院長	診療報酬計算	会計事務所	1

リストアップ ⇒ 患者様情報台帳作成 ⇒ 個人情報保護規則作成

Q18 個人情報利用目的の通知（法第18条）は、どのようにすればよいの？

A

患者様に医療サービスの提供に関する個人情報の利用目的の「通知」を行う場合には、取得のつどお伝えするのではなく、院内掲示等で利用目的を「公表」しておけばよいとされています（ガイドラインⅢ-5(3)）。

利用目的の掲示は、プライバシーポリシーと一緒に並べて院内に掲示し、患者様にいつも簡単にご覧いただけるようにしておきます。院内に掲示し、お持ちであればホームページにも公表しておきましょう。

また、初診などの際に、利用目的をわかりやすくまとめて記載した印刷物やコピーなどをお渡しすれば、より確実に、歯科医院での個人情報の利用目的に関して患者様のご理解をいただくことができます。

歯科医院での個人情報保護法対策とは

参考例

当○○歯科医院では患者様情報を下記の目的でお預かりいたしております。

当歯科医院では、良質かつ適切な医療サービスを提供するために、当歯科医院の個人情報のプライバシーポリシーにもとづき、患者様の皆様の個人情報を適切に取扱っております。
当歯科医院における患者様の個人情報の利用目的は次に掲げるとおりです。
個人情報の取扱いについて、ご不明な点や疑問点などございましたら、お気軽にお問合せください。

1．患者様の個人情報の利用目的について

患者様の個人情報は各種法令にもとづいた院内規則を遵守のうえ、下記の目的に利用されます。

{患者様への歯科医療サービスの提供に関して利用する場合}
院内
・患者様への医療サービスのご提供
院外
・技工所への技工物の依頼
・審査支払機関または保険者からの照会への回答
・患者様への医療サービスのための他のドクターへの意見の徴収
・他の医院・薬局等との医療連携

{患者様にかかる歯科医院の管理運営業務において利用する場合}
・患者様への会計処理
・患者様への各種お知らせ（各種定期検診、予防教室等）
・医療サービスの向上・改善の資料として
・歯科ドックのご来院時期のご案内

{歯科医院が、医院の医療保険事務処理上および医院運営上で利用する場合等}
院内
・医療保険事務（診療報酬の請求）
院外
・医療保険事務（保険事務の委託、審査支払機関へのレセプトの提出）
その他
・関係法令にもとづく行政機関への報告等
・医師賠償責任保険などにかかる相談もしくは届出
・医院が認証や評価を受ける場合（医療サービスの向上）
・外部監査機関への情報提供
・当医院の顧問である会計事務所に対しての会計業務委託のため

{歯科医院の外で、研究目的に利用する場合}
・症例にもとづく研究および発表

2．上記利用目的以外に患者様の個人情報を利用する場合

書面により患者様の同意をいただくことといたします。
また、研究発表に用いる場合も秘匿性には留意いたしますが、あらためてご同意のお願いをさせていただきます。

平成○年　○月　○日　　　　　　　　　　○○歯科医院院長　○　○　○
　　　　　　　　　　　　　　　　　　　　個人情報保護担当責任者　○×○子

患者様情報台帳での利用目的は詳細まで把握しますが、患者様へのお知らせの場合は、患者様にわかりやすいように簡単にまとめてお知らせします

歯科医院での個人情報保護法対策とは

Q19 公表している「個人情報利用の目的」に、新たな目的を追加したいのですが、どうすればよいの？

A 目的の変更や追加は可能ですが、変更の内容によって、「公表」（院内やホームページでの掲示など）だけでよいものと、個別にお知らせして「同意」が必要になる場合があります。

院内やホームページへの「公表」だけで済む、取得目的の変更の範囲は、変更前の目的と相当の関連性があると合理的に認められる範囲（法第15条第2項）と限定されています。

したがって、公表している目的から推測できる範囲であれば、追加で「公表」する形をとりますが、まったく関連性のない目的の場合には、個別に「お知らせ」（左ページの文書例などの送付等）を行い、同意をいただくことが必要です。

この場合にいただく「同意」の方法には、口頭または書面、メール、確認欄へのチェック、ホームページでの同意欄へのクリック、書面への署名押印など、同意を確認できればどの方法でもよいことになっています。

歯科医院での個人情報保護法対策とは

参考例

平成　年　月　日

_____殿

当歯科医院で保有する患者様情報の利用目的の変更（追加）について

当歯科医院で保有しております、○○様の個人情報につきましては、院内掲示等でお知らせしております利用目的にそって、適切なる取扱いをさせていただいておりますが、このたび、下記のとおり利用目的の変更（追加）をさせていただく必要が生じることになりました。
つきましては、下記お目通しの上、添付いたしております、個人情報利用目的の変更（追加）承認書にご記入をいただきご返送いただきますようお願い申し上げます。

利用目的の変更の範囲

[   ]

新規に追加する利用目的の内容

[   ]

○○歯科医院
院長　○　○　○　○

> 利用目的の変更や追加は、患者様情報台帳の作成が、もれなくできていれば、現実にはあまり起こりえないことであり、通常の歯科医院の診療目的の範囲であれば、公表で済む場合がほとんどだと考えられます。

歯科医院での個人情報保護法対策とは

Q20 個人情報保護法対策は医院の組織としてどう取り組むの？

A 院長先生お一人が対策を作り上げてしまわれるのではなく、できるだけスタッフ全員参加の対策を進めましょう。日々の運用にあたるのはスタッフです。対策の項目と準備する文書等を決定し、現在のスタッフでの役割分担を考えます。

ふだんの業務分担とは別に、院長先生をトップにスタッフ全員で取り組みます。

個人情報保護法対策は、対策を組み立てることが目的ではなく、その運用が目的です。スタッフ全員で分担を決め、担当ごとの責任を日々の診療業務に果たす必要があります。日々の診療業務の流れや、個人情報保護法上必要な基本的なことが理解されていることが大切です。そのために、スタッフまた、実施・運用後も、定期的なスタッフ検討会を開き、チェックすることやシミュレーション（ロールプレイングを含む）をしてみて、毎日起こるものではないケースにもいつでも対処できるよう工夫しましょう。

左ページに基本的な対策の例としてあげていますが、関連性のあるものを一緒にしたり、不要であれば削除したり、また、追加する必要のある場合（例：契約関係を充実させる必要があれば、契約関連を付け加える）など柔軟に考えましょう。

— 78 —

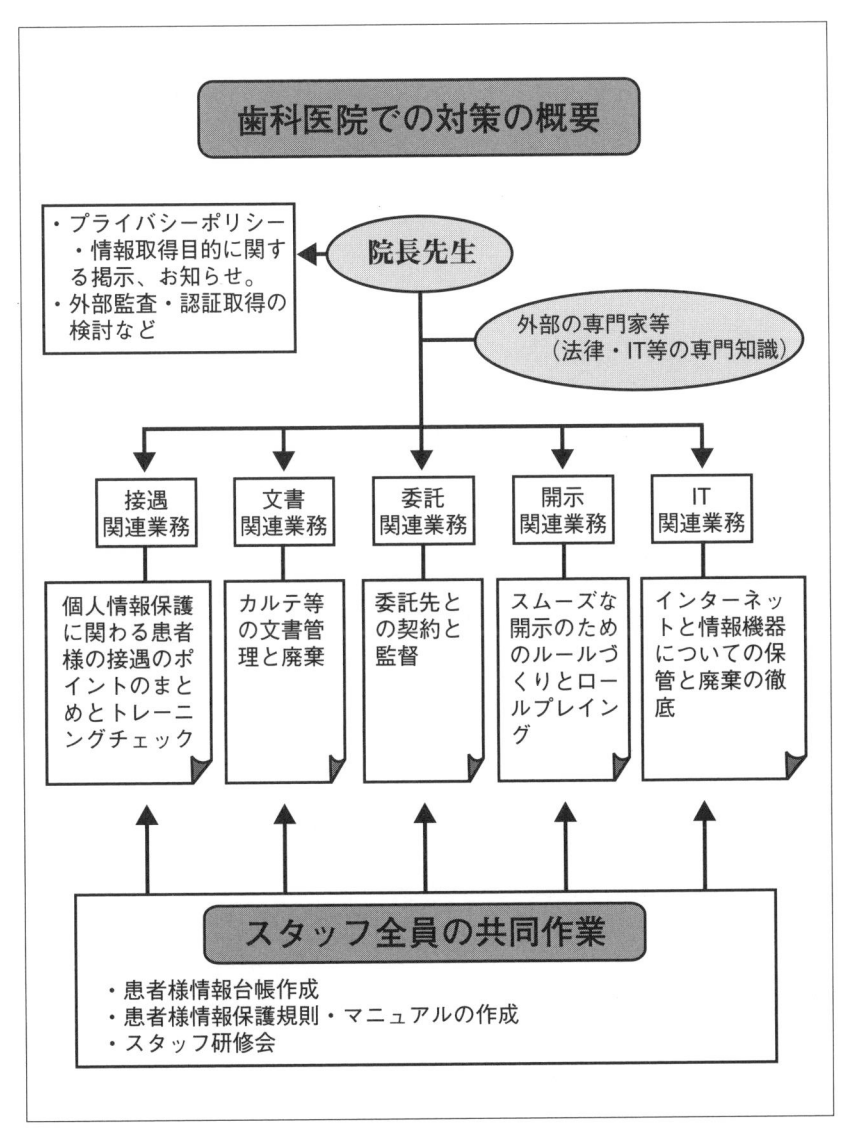

歯科医院での個人情報保護法対策とは

まとめ

歯科医院での対策の概要

- プライバシーポリシー
- 情報取得目的に関する掲示、お知らせ。
- 外部監査・認証取得の検討など

院長先生

外部の専門家等
（法律・IT等の専門知識）

接遇関連業務	文書関連業務	委託関連業務	開示関連業務	IT関連業務
個人情報保護に関わる患者様の接遇のポイントのまとめとトレーニングチェック	カルテ等の文書管理と廃棄	委託先との契約と監督	スムーズな開示のためのルールづくりとロールプレイング	インターネットと情報機器についての保管と廃棄の徹底

スタッフ全員の共同作業

- 患者様情報台帳作成
- 患者様情報保護規則・マニュアルの作成
- スタッフ研修会

歯科医院での個人情報保護法対策とは

Q21 歯科医院内の個人情報に関して必要な医院内規則とは？

A 歯科医院では、プライバシーポリシーで宣言した医院の方針を、「個人情報保護規則」を中心に、現状分析にもとづいた業務内容にあわせながら、必要な規則（ルール・業務手順）を作成します。

規則を作成するにあたっては、個人情報保護法だけではなく、歯科医師法・医師法・医療法等の法令、厚生労働省の通知および各種関係ガイドラインも参照し遵守する必要があります。また、歯科医師会の指針や、日本医師会の指針（開示に関して）も参考にします。

備えておくべき規則の種類は左ページのとおりです。ご専門の標榜する診療内容やIT化のレベルによって、必要となる規則は変わってくる場合もあります。

歯科医院の規模や方針によって、個人情報保護関連規則として一規則にまとめることもできますので、院内で運用しやすいよう柔軟に対応しましょう。

—80—

歯科医院での個人情報保護法対策とは

詳しく

歯科医院で備えておくべき規則類

プライバシーポリシー

○○歯科医院　個人情報保護規則

- 個人情報保護規則
- 情報機器取扱規則
- ホームページ運用規則
- 委託管理規則
- 文書管理規則（カルテ管理を含む）
- 開示窓口規則
- 苦情窓口規則

○○歯科医院　就業規則（機密保持関連を含む）

など

歯科医院での個人情報保護法対策とは

Q22 機密保持に関してのスタッフの誓約書とは？

A 機密保持に関する誓約書は、スタッフが、歯科医院での自らの役割と責任を再確認するためのものです。在職中も退職後も、歯科医院において知ることとなった患者様や他の医院スタッフの個人情報の取扱いに関し、漏えいや無断使用などの不当な扱いをしないこと、歯科医院に損害を与えるような行為をしないことを明記します。

誓約書の内容としては、歯科医院の個人情報保護規則を守ること、勤務中および退職後の機密保持が最低限必要な項目になります。

ただし、同意書や誓約書の項目に、この時とばかり、個人情報保護と関係のない項目を並べあげたり、退職後の再就職に著しい制限を加えるような記述がある場合、他の法律に抵触する場合があります。また、情報が漏えいした場合に、スタッフに損害賠償を求める場合、労働基準法第16条に「労働契約の不履行にあらかじめ損害賠償額を予定した契約は無効とする」という規定がありますので注意が必要です。

なお、契約の中に多くのことを盛り込もうとすると、内容が多岐の法律に関係してくるため、法律の専門家に契約内容の確認を取ることが望ましいと思われます。

—82—

参考例

個人情報保護に関する誓約書

○ ○ 歯科医院
院長　○○○○　殿

私は、当院のスタッフとして、院内の個人情報保護に関する諸規定を遵守します。また、業務中に知り得た患者および医院関係者の個人情報、当院および取引業者の情報資産等を、在職中はもちろん退職後も第三者に故意または過失によって漏えいしたり、医院に無断で使用したりしないこと、およびその結果として医院に損害をかけないことを誓約いたします。

平成　　年　　月　　日

住　所

氏　名　　　　　　　　　　　印

Q23 患者様から「個人情報の開示」請求があるときのために準備しておくべきことは？

A 個人情報保護法は、開示の求めに応じる手続に関する事項を、事業者が定めることができるように規定されています（法第29条第1項、施行令第7条）。患者様からいつ開示のご請求があってもよいように、開示の方法（開示窓口規則）を定め、手順や請求書等必要な文書を準備しておきましょう。

個人情報保護法（第29条）と個人情報保護法施行令（第7条）で定めておいてもよいとされているのは、①開示等の受付場所、②開示等の請求の方法とその際に提示するもの、③開示等の際の本人確認と代理人確認の方法、④開示等に必要な手数料と徴収方法の四つです。

具体的に歯科医院で準備しておくべきことは、次のとおりです。

● 開示請求の用紙をはじめとする各種書類（開示請求書には、患者様がご請求になるものを決定しやすいようにあらかじめ記載しておきましょう）
● 料金設定と徴収方法
● 開示のための窓口業務の手順と担当者の決定（●患者様との受付業務に関するロールプレイング、●開示決定した書類の収集とコピーなどの方法）
● 各種書類の検索を考えた整理保管の見直し

歯科医院での個人情報保護法対策とは

参考例

個人情報開示請求書

平成　年　月　日

○○歯科医院
院長　○○○○殿

個人情報保護法第25条にもとづき、私の個人情報の開示をお願いいたします。

開示を請求する個人情報	□カルテ　□レントゲン　□口腔写真　□その他（　　　）
指定	治療部位　　　　治療期間　　年　月～　年　月
受取方法の指定	□窓口受取　□郵送（下記本人住所あて）（書留郵送料が発生します）　□その他（　　）

【請求者ご本人】

住所	
氏名	
生年月日	
連絡先	

ご本人の確認：□運転免許証　□年金手帳　□健康保険証　□印鑑証明　□戸籍謄本　□外国人登録証明書　□パスポート　□その他

【代理人】

住所	
氏名	
電話番号	
請求者との関係	

代理人の確認：□運転免許証　□年金手帳　□健康保険証　□印鑑証明　□戸籍謄本　□外国人登録証明書　□パスポート　□その他

ご注意
① ご本人確認資料のうち戸籍抄本と印鑑証明は原本をお願いいたします。
② 有効期限のあるものは3ヵ月以内のものが有効となります。
③ 郵送でご依頼の場合には2種類の確認資料のご送付をお願いいたします。
④ 代理人請求の場合には委任状の提出をお願いいたします

開示手数料

個人情報開示にあたりまして、下記手数料を申し受けます。
　○○○――××円
　○○○――××円
　○○○――××円

郵送お申込の方は、下記までお振込をお願いいたします。（後日料金をお電話にてご連絡させていただきます）
書留郵便代金実費加算

振込先：○×銀行　△△支店　口座番号：×××××××　名義：○○○○○○

○○歯科医院　院長　○○○○　　開示担当　○×○×

電話番号：××-××××-××××　FAX：××-××××-××××

💡 開示の請求に際して、歯科医院側の高すぎる手数料設定や、不便な請求方法等によって、患者様ご本人に過度な負担がかからないよう配慮が必要です。
　また、反対に患者様からの「とりあえず請求しておこう」などの権利の濫用を防ぐために、手数料や手続、妥当な必要日数等を明確にしておきます。

歯科医院での個人情報保護法対策とは

Q24 患者様から、「私の個人情報の開示をお願いします」といわれたら、どうすればいいの？

A 開示のご要望の内容と開示方法を確認します。その場での即答は避け、ご希望どおりの開示が可能かどうか、開示が一部分になるのかなどの判断をし、後日、受取可能日や料金のご連絡をします。その上で、医院で定めておいた「開示窓口規則」にそって、誠意ある対応で遅滞なく開示しましょう。

個人情報開示請求書にご記入いただき、開示のご請求の範囲と開示方法のチェックをします。できるだけご要望にそった形での開示となるように、概略の説明でよいのか、レントゲンのコピーなども必要なのかなどの確認を忘れずに行います。

〈開示は書面で〉

開示は原則として書面によることになっていますが、患者様から別の方法での開示のお申出がある場合にはその方法によります（個人情報保護施行令第6条）。

〈開示が一部になるか、もしくは開示できない場合〉

開示請求をいただいた内容に対して、正当な理由により一部もしくは全部を開示しないこととなった場合でも、書面でその旨通知しなければなりません（法第25条2項）。

— 86 —

歯科医院での個人情報保護法対策とは

参考例

個人情報開示請求結果報告書

○ ○ ○ ○様

○年○月○日付で個人情報の開示の請求がございました○○○○様の個人情報につきまして、下記のとおり決定いたしましたので、ご連絡申し上げます。

> 個人情報開示請求書NO：
>
> 開示指定部位：
>
> 開示指定期間：

1．ご請求どおり開示いたします。

　　つきましては、○月○日以降、受付窓口にてお渡しできますので、
　　　　手数料　金　○○○円をお持ちになりお受取ください。

2．ご請求分のうち、一部を開示いたします。

　　つきましては、○月○日以降、受付窓口にてお渡しできますので、
　　　　手数料　金　○○○円をお持ちになりお受取ください。

　　一部不開示の理由
　　□　本人または第三者の生命、身体、財産その他の権利利益を害するおそれがあるため
　　□　事業者の業務の適正な実施に著しい支障を及ぼすおそれがあるため
　　□　他の法令に違反するため

3．請求のありました個人情報は開示できません。

　　不開示の理由
　　□　本人または第三者の生命、身体、財産その他の権利利益を害するおそれがあるため
　　□　事業者の業務の適正な実施に著しい支障を及ぼすおそれがあるため
　　□　他の法令に違反するため

以上、ご不明な点は下記までお問合せいただきましようお願い申し上げます。

平成○年○月○日

　　　　　　　　　　　　　　　　医療法人　◎会　○○歯科
　　　　　　　　　　　　　　　　　院長　　○　○　○　○
　　　　　　　　　　　　　　　　個人情報取扱責任者　○×○子
　　　　　　　　　　　　　　　　電話XX-XXXX-XXXX　FAX XX-XXXX-XXXX

歯科医院での個人情報保護法対策とは

Q25 個人情報保護法対策としてのスタッフ研修は歯科医院ではどうするの？

A

「個人情報保護法」のための研修は、法律の要求していることを理解する研修と、歯科医院での個人情報保護法対策の実際の運用を身に付ける研修のふたつが必要です。

まず、基本的に法律では何が要求されているのか、ガイドラインではどのようにすることが望まれているのかという基礎知識が必要です。

その上で、歯科医院においての対策と、対策の上で作成された各種規則やマニュアルの理解に努めます。対策は基本的に、実務に即して考えられているはずですが、シミュレーションによるロールプレイングなどで体感し身につけていきます。

〈定期的な研修〉

個人情報は、身近なものであるために、慣れてしまって緊張感が失われないようにすることが大事になってきます。個人情報保護法対策の運用開始後は、スタッフでの学習会を定期的に実施し、時には外部講師を招いたり、院外研修にでかけたりと、マンネリ化しない工夫も大切です。

歯科医院での個人情報保護法対策とは

まとめ

スタッフ研修について

スタッフ研修の目的
- 法律の要求していることを理解する
- 歯科医院での個人情報保護法対策の実際の運用を身につける

定期的なスタッフ研修

院内講師による勉強会
- 年間を通じて、定期的に実施。
  年間カリキュラムやテキスト（マニュアル）を用いる。
- 法律やガイドラインの改定にも注意

外部講師を招いての勉強会
- 院内の人間とは違う視点での勉強会での新たな見落としへの気づき、講師よりの指摘が受けられる。

個人情報保護研修会に参加
- 医院専門の研修会に参加して、他の医院との違いや、検討課題を知る。

スタッフ研修は、医療分野専門のものを選んでいただくようお勧めします。参照ガイドラインによって、研修の内容も変わってきます。また、医科歯科特有のことがありますので、的確な気づきのために、医療分野専門の研修であることが望ましいといえます。

歯科医院での個人情報保護法対策とは

Q26 事業者には、あらかじめ本人の同意を得ない個人データの、第三者への提供が禁止されているのに、本人同意がいらない場合があるの？

A 本人の同意がなければ、原則として個人データを第三者に提供してはならないと法23条に定められていますが、本人の同意がなくても個人データを第三者に提供できる場合があります。

① そもそも第三者には当らない場合
② 適用除外とされる場合

これにあたります。

ただし、これらの第三者提供の例外にあたる場合も、本人が第三者への提供の停止を求めたときには、第三者への提供を停止しなければならない（法27条第2項）と定められています。そして、患者様の停止の求めによって第三者への提供を停止したことを、ご本人に通知（法27条第3項）します。

— 90 —

歯科医院での個人情報保護法対策とは

詳しく

第三者提供の例外
（ご本人の同意なしに個人データの提供ができる場合）

① 提供先が第三者には該当しない場合（法23条4項）
- 委託先への提供
  （委託元の歯科医院に管理責任が生じる）
- 合併等に伴う提供
  （当初の目的の範囲内でのみ使用可能）
- グループによる共同利用
  （共同利用に関して、共同利用者の範囲や利用目的などをあらかじめ明確にしている場合のみ）

② 第三者への提供の適用除外とされる場合（法23条1項）
- 法令にもとづいて個人データを提供する場合
  （裁判所、警察、税務署など）
- 人の生命・身体または財産の保護のために必要で、本人の同意を得ることが困難である場合
- 公衆衛生の向上または児童の健全育成の推進のためにとくに必要で、本人の同意を得ることが困難な場合
- 国の機関や地方公共団体またはその委託を受けた者が法令の定める事務を遂行することに対して協力する必要がある場合で、本人の同意を得ることにより、その事務の遂行に支障を及ぼすおそれがある場合

歯科医院での個人情報保護法対策とは

Q27 個人情報を伴う業務委託をしていますが、個人情報保護法上の注意事項は何？

A 個人情報を伴う業務委託では、「委託先の監督」が委託元である歯科医院の義務とされています。個人情報保護法について正しい理解をし、自らもできる限り対策に取り組むなど、個人情報の保護に努めている委託先を選ぶことが大切です。選定した委託先と、個人情報の取扱いに関する機密保持契約を結び、また、委託業務開始後も、個人情報が契約どおり保護されているかどうか、定期的に確認することが求められています（法第22条）。

監督責任を果たすための委託先の定期的確認の方法としては、立入検査、聞取り調査などもありますが、報告書形式（またはチェックシート）による回収の方法もあります。委託業務の内容にあわせて方法を選び、結果記録を保管しておきます。

これまでお付き合いのある取引先に対しても、これら基準に照らし合わせ、機密保持契約などは結ぶようにしましょう。

— 92 —

詳しく

委託契約に盛り込まれることが望まれるポイント

①委託者及び受託者の責任の明確化

②個人データの安全管理に関する事項
　・個人データの漏えい防止、盗用禁止に関する事項
　・委託契約範囲外の加工・利用の禁止
　・委託契約範囲外の複写・複製の禁止
　・委託処理期間
　・委託契約終了後の個人データの返還・消去・廃棄に関する事項

③再委託に関する事項
　　再委託を行うにあたっての委託者への文書による報告

④個人データの取扱状況に関する委託者への報告の内容および頻度

⑤契約内容が遵守されていることの確認

⑥契約内容が遵守されなかった場合の措置

⑦セキュリティ事件・事故が発生した場合の報告・連絡に関する事項

経済産業省：
「個人情報の保護に関する法律についての経済産業分野を対象としたガイドライン」
　法22条関連（委託先の監督）

委託先で、個人情報がどのような形で利用されるかによって、契約内容も変わってくるので、委託先ごとのレベルに応じた機密保持契約を結びます。

歯科医院での個人情報保護法対策とは

Q28 個人情報保護法対策を機会に就業規則も整えたいのですが、注意する点は何？

A 就業規則とは、職務に就くにあたっての労働条件（給与や労働時間など）や、働く上での職場のルールと罰則規定を定めた基本となるものです。労働基準法によって、常時10人以上のスタッフを雇用する場合には備え置くことが、労働基準法によって義務づけられています。職場としての歯科医院の規則の総合的なものであり、その中に個人情報保護に関しての秘密保持義務とその罰則規定を盛り込むことになります。

個人情報保護に関する罰則は、就業規則の懲戒の規定を援用することになります。しかし、懲戒の規定の中で個人情報保護に関するものと、その他の行為との差を明らかにするために、「故意に個人情報を持ち出した場合には懲戒解雇とする」というように、個人情報に関する規則違反は懲戒の中でも処分が重いことを明記しておきます。

また、退職後も秘密保持の義務が一定期間継続する旨の条項が必要になります。

歯科医院での個人情報保護法対策とは

参考例

	懲戒規定の文章例
例1	第○条（懲戒事由） 次の各号のいずれかに該当したものに対しては、譴責（けんせき）・減給・出勤停止・降格・懲戒解雇のいずれかの懲戒処分を行う。 　　①個人情報保護規則に違反した場合 　　　（以下略） 第○条 前条の規定において、とくに故意に個人情報を持ち出した場合には懲戒解雇とする。
例2	第○条（懲戒） 従業員が故意または過失等により、当規程に違反し、個人情報の不正利用、第三者への提供、開示、個人情報の改ざん、削除等の行為を行い、当医院の信用を著しく損なうまたはそのおそれのある行為があったときは懲戒解雇とする。
例3	第○条 従業員が次の各号の一つに該当するときは、懲戒解雇とする。 ①故意に個人情報を院外に持ち出した場合 ②故意に個人情報の改ざん及び削除等の行為を行った場合 ③個人情報に関して当院の信用を著しく損なうおそれのある行為を行った場合 （以下略）

懲戒処分とは、譴責・減給・出勤停止・降格・懲戒解雇などの職場における不正または不当な行為に対して制裁を加える処分のことをいいます。中でも、懲戒解雇は、医院の規律や秩序に違反したり、利益を著しく損なう行為を行った従業員に対して制裁として行うもので、通常退職金は支払われません。

歯科医院での個人情報保護法対策とは

Q29 古くなったパソコン等のデータが保存できる情報機器の廃棄処分の際に注意すべき点は何？

A ハードディスクや保存媒体のデータ消去は廃棄業者に任せるのではなく、医院側の責任において行いましょう。廃棄前に、必要ファイルの確実なバックアップとその管理方法も、同時にチェックしておきます。

〈データ消去はユーザーの責任〉 中古パソコンを買ったら、中から前の持ち主のデータが読み取り可能になっていたという事件が報道されて以来、ご存知の方も多くなりましたが、データはパソコンの画面上の「ゴミ箱」に入れたり、削除を行っただけでは、画面上見えなくなっただけにすぎません。データは復元可能な状態ですので、パソコンの買換えやリース切れなど、パソコンを処分する時には、パソコンの中のデータを完全に消去する必要があります。

〈情報機器処分の際のデータ消去〉 通常は、ハードディスクの物理的破壊が一番確実です。環境保全や再利用の問題から、破壊ができないときには、データ消去用の専用ソフトを用いて、上書きをすることになります。専用ソフトを用いて、個人情報を含むデータを消去しましょう。業者に廃棄を依頼する場合には、信頼のおける業者に対して、機密保持契約を始めとする業務委託に関する必要な管理を行います。

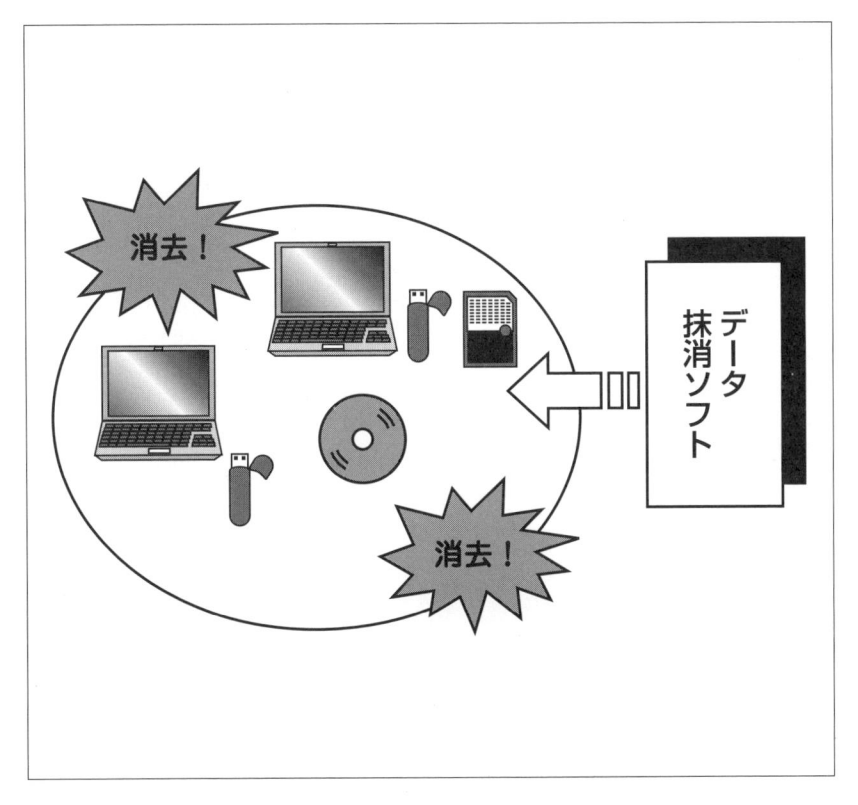

歯科医院での個人情報保護法対策とは

まとめ

パソコンやレセコンなど、個人情報を保存している機器の廃棄時には、中のデータの消去は歯科医院の責任で行いましょう。

歯科医院での個人情報保護法対策とは

Q30 警察からの過去の治療に関しての照会に回答しても、個人情報保護法違反にはならない?

A 警察が令状を提示している場合には、刑事訴訟法にもとづくものなので、個人情報保護法違反にはなりません。令状を持たない警察の問合せに対して協力しても、個人情報に応じた場合も、公益性のあるものとして認められているため、個人情報保護法違反にはなりません。

〈照会等の要求の根拠を確かめる〉

警察は、令状のない場合にも「任意捜査」という形で「捜査協力」を求める場合があります。この任意捜査の場合、本人が知ることになると警察の捜査に支障が出るという場合に限って、本人同意がなくても個人情報を渡すことができます。この任意捜査に対して、本人の同意を得ずに協力回答しても「個人情報保護法違反」に問われることはありません。しかし、例外規定（Q26参照）に該当しない場合には、ご本人から民法上の損害賠償請求を受ける可能性があります。

任意捜査である場合には、本人の同意を得るか、あるいは本人の同意をとる状況ではない場合には、警察側に裁判所に対して捜査令状の請求をしてもらい全面協力するという形をとるほうが、対処の仕方としては歯科医院にとって安全なものであると考えられます。また、これら照会に関しても、書面で記録が残せるようにしておきましょう。

歯科医院での個人情報保護法対策とは

詳しく

公的機関からの照会等の例

警察からの個人情報開示要求
- 刑事訴訟法第197条第2項にもとづく必要事項の照会
- ◯ 令状による捜査（刑事訴訟法第218条第1項）

捜査など

裁判所からの個人情報開示要求
- 調査嘱託（民事訴訟法第186条）
- 送付嘱託（民事訴訟法第226条）
- 民事証拠保全（民事訴訟法第234条）
- ◯ 文書提出命令（民事訴訟法第223条）
- 調査報告請求等（家庭審判規則第8条）

証拠調査など

弁護士会からの個人情報開示要求
- 弁護士会の照会請求（弁護士法第23条の2）

照会など

税務当局からの個人情報開示要求
- 税務調査の照会依頼
- ◯ 租税に関する質問検査（法人税法第153・154条、162条②、所得税法第234条、242条第8号、国徴法第141条、通則法第97条①②、国犯法第2〜10条等）

税務調査など

◯ には要求に応じない場合の罰則があります。

歯科医院での個人情報保護法対策とは

Q31 先日スタッフの新規採用を行いましたが、採用しなかった人の応募書類も当院の個人情報になるの？

A 応募書類には個人情報が記載されています。歯科医院で保管している間は医院の個人情報として大切に扱う必要があります。

採用の募集要項の中に、応募書類の利用目的と処分方法などを記載しておき、それにもとづいて処理するようにしましょう。

採用には至らなかった応募者の個人情報が記載された書類は、募集要項記載の処分方法にもとづき、シュレッダーにかけるなどの処理を行います。

採用決定者の試用期間中は、次点繰上採用等の理由から、念のため残しておきたいという場合には、保管に注意し、不要になった時点で、あらかじめ定めておいた方法によって確実な処理を行います。

詳しく

個人情報保護法におけるスタッフの情報

スタッフの個人情報とは、「労働者の個人情報保護に関する研究会報告書」（平成10年6月）の用語の解説に掲げられている類型に示されているような、企業等が労働者について人事・労務管理上収集、保管、利用等する個人情報を意味し、その限りにおいてスタッフ個人に関するすべての情報が対象となります。

①基本情報（住所、電話番号、年齢、性別、出身地、人種、国籍など）

②賃金関係情報（年間給与額、月間給与額、賞与、賃金形態、諸手当など）

③資産・債務情報（家計、債権、債務、不動産評価額、賃金外収入など）

④家族・親族情報（家族構成、同・別居、扶養関係、家族の職業・学歴、家族の収入、家族の健康状態、結婚の有無、親族の状況など）

⑤思想・信条情報（支持政党、政治的見解、宗教、各種イデオロギー、思想的傾向など）

⑥身体・健康情報（健康状態、病歴、心身の障害、運動能力、身体測定記録、医療記録、メンタルヘルスなど）

⑦人事情報（人事考課、学歴、資格・免許、処分歴など）

⑧私生活情報（趣味・嗜好・特技、交際・交友関係、就業外活動、住宅事情など）

⑨労働組合関係情報（所属労働組合、労働組合活動歴など）

歯科医院での個人情報保護法対策とは

Q32 歯科技工士が個人情報保護法に関して気をつけなくてはならないことは何？

A 歯科技工所（院内ラボも含む）では、何が個人情報にあたるかの現状把握を行います。ラボ内での、歯科医院情報や患者様情報の管理、技工指示書等の保管、作業模型の廃棄の委託など、技工士業務にまつわる業務の見直しと整備を行います。

院内ラボか独立ラボかによっても違いがありますが、ラボ内での個人情報の保管のルールや、廃棄のルールといった、受注から納品までの流れの整理を行い、個人情報の管理ルールの見直しをはかります。

注意すべきポイントは、次の点です。

①技工指示書の管理
②作業模型・モデルの保管期間
③作業模型・モデルの廃棄処理の委託
④歯科医院との機密保持契約の結び方

歯科技工士法で定められている部分と重複しますが、業務改善のひとつとして管理見直しを行い、個人情報の滅失などのないよう、ルール化しましょう。

—102—

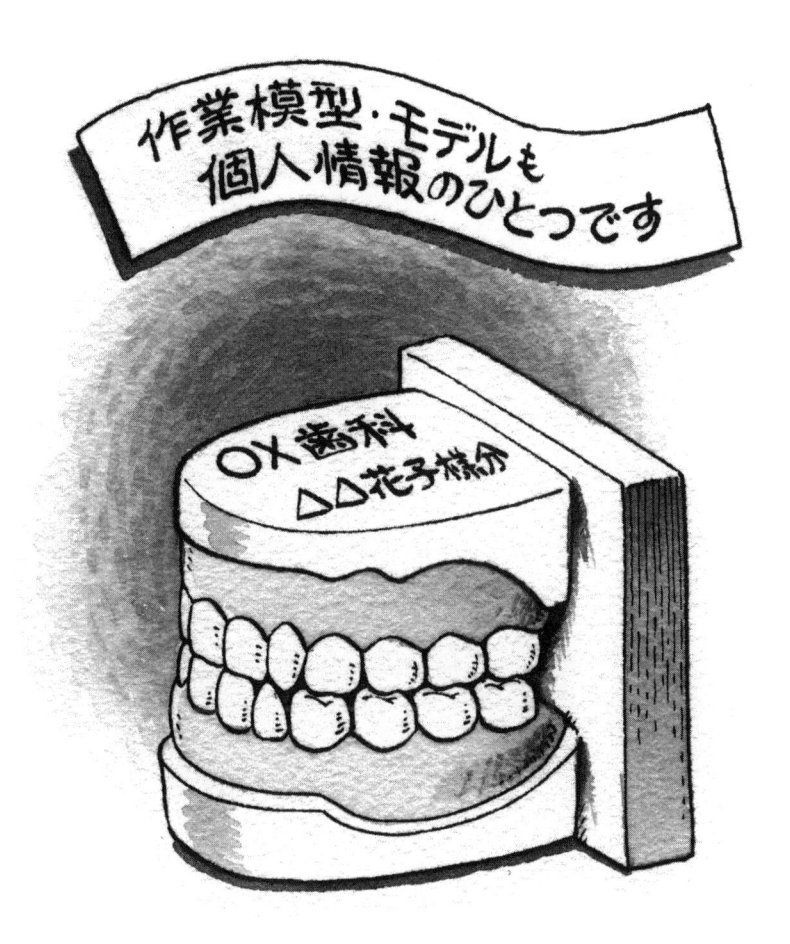

歯科医院での個人情報保護法対策とは

作業模型・モデルも個人情報のひとつです

独立ラボの場合で個人情報取扱事業者となる場合には、歯科医院同様の個人情報保護法対策が必要となります。

歯科医院での個人情報保護法対策とは

Q33 歯科衛生士が個人情報保護法に関して気をつけなければならないことは何？

A 歯科衛生士は、患者様に指導をしたり、口腔ケアをしたりと、患者様と直接かかわる業務を行います。歯科医師と同じように説明時の配慮や、患者様のご案内のときの配慮など、細やかな気配りが求められているといえます。

歯科衛生士は専門職ですが、助手同様の働きをしなければならないこともありますし、その場に応じたさまざまなルールの理解が必要になってきます。

歯科衛生士独自の注意点としては、

- 衛生士業務日誌の管理と開示に備えた記載方法の徹底
- 患者様への指導を行うときのまわりへの配慮
- 患者様から説明を求められたときの対応（治療に関すること）
- 患者様から説明を求められたときの対応（口腔ケアに関すること）

などが求められます。

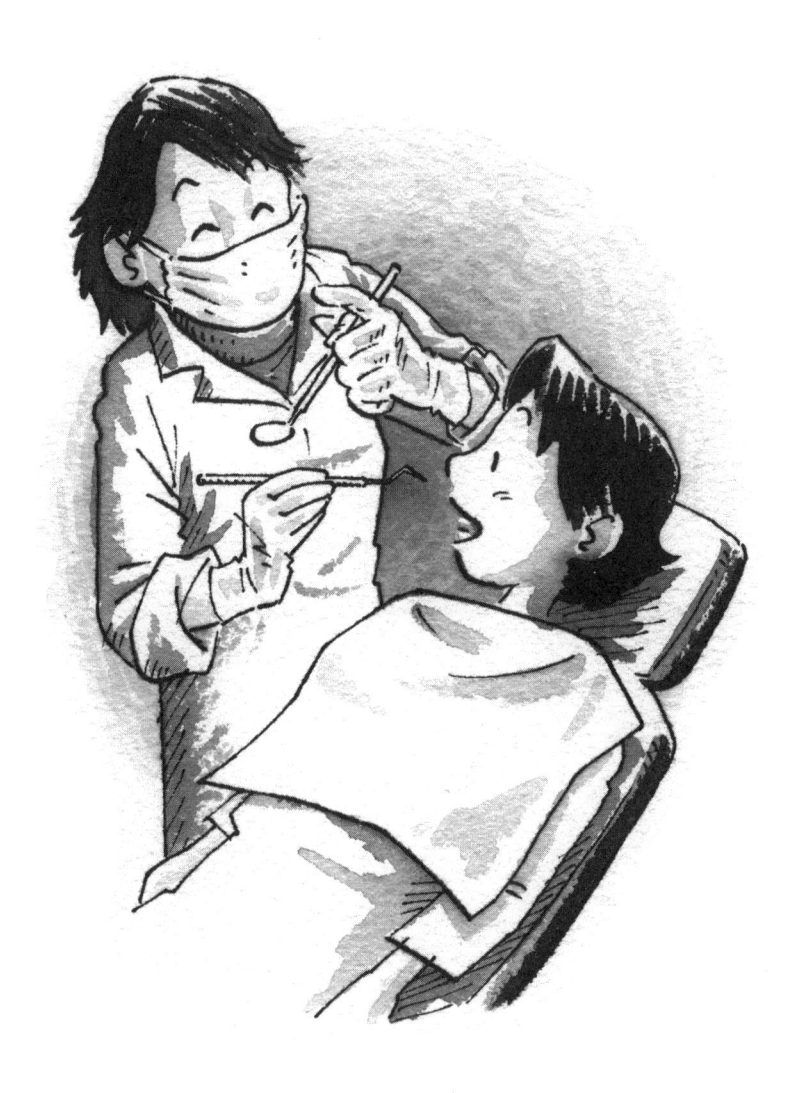

歯科医院での個人情報保護法対策とは

Ⅳ 日々の診療業務の中から出てくるQ&A

Q34 受付で、患者様の名前をお呼びすることが個人情報保護法上で問題となるの？

A

プライバシーをできるだけ保護しようとすることは大切ですが、お名前をお呼びすることができなくなったというものではありません。医療関係では、患者様の取り違えという重要な問題もありますから、各医院での慎重な対応が必要です。

個人情報保護法の施行にあたり、「窓口でお名前をお呼びするのは個人情報の漏えいにあたるので番号制にしなくてはならない」といったことが、ニュースや新聞で話題となりました。

しかし、ガイドラインには、お名前を呼んではいけないとは定められていません。「患者の希望に応じて一定の配慮をすることが望ましい」と記されています（ガイドラインⅢ—4（6））。

歯科医院では、受付で番号制にするかお名前をお呼びするかどうかについて決定し、患者様に案内文（左ページ参照）を院内掲示するなどして、方針を明示しておきましょう。そして、その方式に不都合をお感じになる患者様に対しては、個別に対応します。

初診の時に問診票などでおうかがいしてカルテにマークをつけるなど、間違いのないように、確実に処理できるようにします。

〈プライバシー配慮と患者様のご希望〉

〈院内掲示で方針をお知らせ〉

—108—

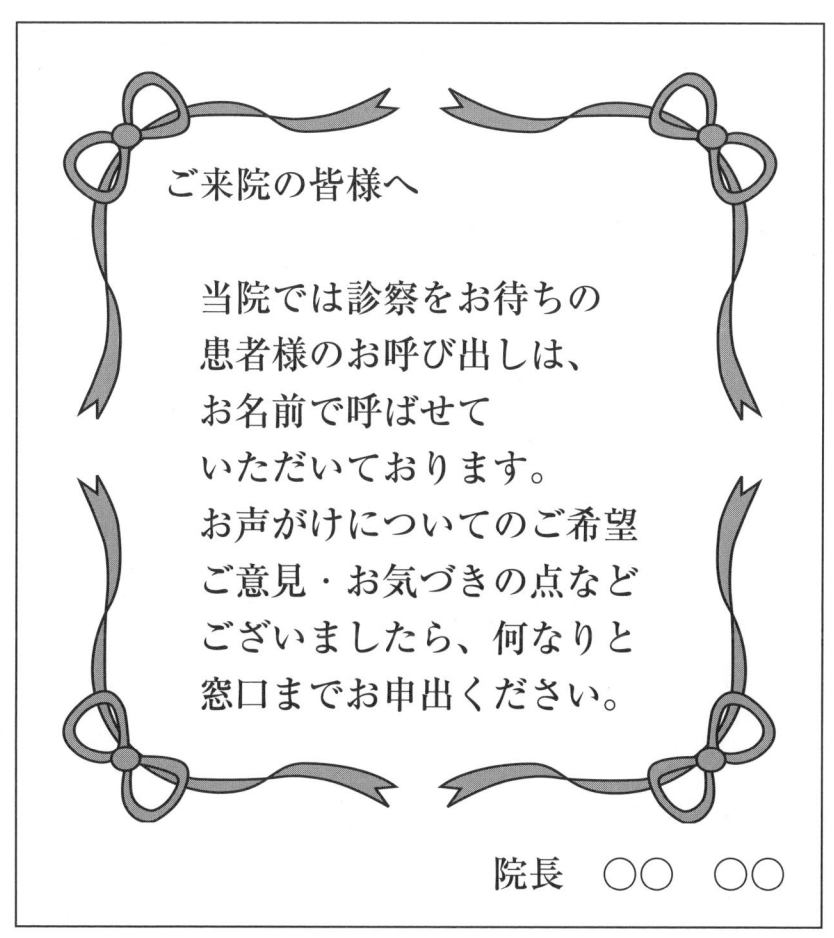

日々の診療業務の中から出てくるQ&A

参考例

ご来院の皆様へ

当院では診察をお待ちの患者様のお呼び出しは、お名前で呼ばせていただいております。
お声がけについてのご希望ご意見・お気づきの点などございましたら、何なりと窓口までお申出ください。

院長　〇〇　〇〇

Q35 初診の際に保険証をコピーさせていただいていますが問題はない？

A

個人情報が記載された書類のコピーの取得は、できるだけしないほうが望ましいといえます。どうしても保険証をコピーする場合には、個人情報の取得にあたりますので、コピーをとる前に取得目的を公表しておくことが必要になります。

保険証のコピーの目的が、単に保険証番号の写し間違いの確認用だけであるならば、書き写しの際の確認を厳重にするなどして、なるべく不必要な個人情報の収集はしないようにすることが必要です。

保険証の場合、家族分のデータが一緒に取得される場合も多く、保有する個人情報の数をむやみに増やすことになります。

保有する個人情報の数が増えるほど、リスクも多くなります。取得する個人情報は最小限にとどめるようにしましょう。

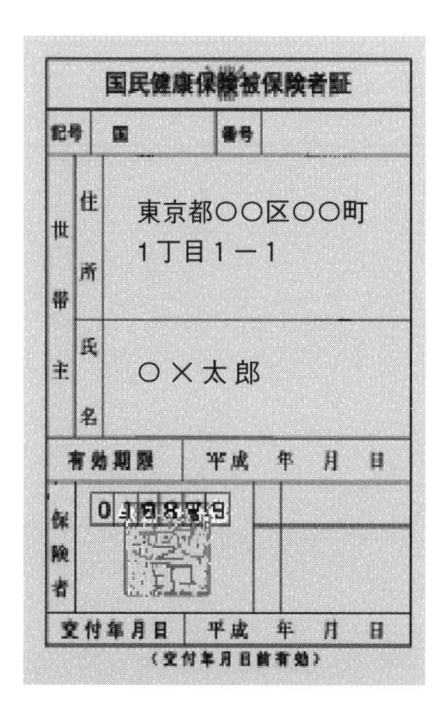

歯科医院において、保険証のコピーをいただくのは、「取得の状況からみて利用目的が明らかであると認められる場合（法第18条第4項4号）」に該当するので、目的の公表等の義務は生じないという考えもあります。しかし、ガイドラインは「『取得の状況からみて利用目的が明らかであると認められる場合』に該当する場合であっても、患者・利用者等に利用目的をわかりやすく示す観点から、利用目的の公表にあたっては、明らかと思われる利用目的についても併せて記載すること（ガイドラインⅢ－2.【その他の事項】)」を求めています。

日々の診療業務の中から出てくるQ&A

Q36 利用目的に本人の同意を得るというのは、サインかはんこをもらう必要があるの？

A 法律上、とくにサインや押印を求めているわけではありません。

〈基本的に利用目的の公表は院内掲示で〉

Q18にあるように、個人情報利用の目的は「公表」によってお知らせします。できるだけわかりやすく、いつでも確認できるように公表しておきます。

そして、それに対する「同意」というのは、利用目的の提示を受けて、本人が個人情報の利用範囲について承諾の意思表示をすることですが、同法第18条第2項は本人の承諾の意思表示までは要求していません。

したがって、法律上書面でサインやはんこを求める同意は必要ありません。

ただし、歯科でも「審美歯科」「矯正歯科」「インプラント」などの患者様のご希望と施術結果にずれが想定され、問題が起こる可能性があるケースには、書面で同意のあったことを明確にしておくほうがよいでしょう。

—112—

まとめ

個人情報の取得・利用目的の明示

- 院内掲示
- ホームページ掲載
- リーフレット手渡し
- 医院の案内に掲載
- 口頭でお伝えする

とくにお申出がなければ同意していただいてたとみなしてよい

Q37 未成年の患者様の個人情報に関する必要な「同意」はご本人からいただくの？

A

未成年であっても、個人情報は一人の個人として尊重されなくてはなりません。けれども、歯科医院で未成年の患者様に個人情報の取得などで同意を求める場合には、原則として法定代理人である保護者の同意が必要です。

歯科診療において、患者様からいただくさまざまな「同意」に関して、未成年の場合にはその年齢に関係なく、法定代理人である保護者の同意を得ることを原則とするのが望ましいとされています。というのも、保険診療である場合に、取得する個人情報の中には、保護者の保険情報等も含んでおり、未成年者だけのものではないこともひとつの理由です。

〈未成年の個人情報〉

「個人情報保護」という観点から考えると、『本人』とは個人情報によって識別される特定の個人をいう（法第2条第6項）とされていることから、未成年者でも当然プライバシーがあり、親権者との間であっても、保護されるべき個人情報があると考えられています。未成年だからといって、個人情報が軽んじられるべきものではなく、その個人情報の扱いは個人として成人と同等とされます。

詳しく

未成年と開示請求について

未成年の情報に関する開示請求の場合には、
1．未成年の法定代理人
2．開示等の求めをすることにつき本人が委任した代理人
が、開示請求可能（施行令第8条）とされています。

ただし、利用目的の特定（法第15条）において、一定の判断能力を有する未成年者等の場合には法定代理人等の同意に合わせて本人の同意を得ること（ガイドラインⅢ－1－【その他の事項】）とされています。

JIS	個人情報保護JIS（JISQ15001：1999）の解説によると、子供（12歳から15歳に達していない子供）の場合には保護者の同意を得るべきであるとされており、個人情報保護法の未成年という定義と若干のずれがあります。 （JISQ15001では、個人差があるため12歳から15歳くらいの間を子供と大人のボーダーラインとしてとらえています）
民法	民法第3条においては、満20歳以上を成年とするとしていますが、民法753条において、結婚後は成人とみなされるとされており、その他判例においては、おおむね12〜15歳で責任能力が発生すると判断されています。中でも、損害賠償責任の責任能力（民法709条の不法行為責任を負う能力）は12歳前後で発生すると判断されています。

Q38 DMの発送には注意が必要だと聞きましたが、リコールはがきの発送にはどのようなことに気をつければいいの？

A

DM（ダイレクトメール）ができなくなったわけではありません。医院の個人情報利用の目的の院内掲示の中に「診療に関する各種案内の送付」などの項目が明記してあり、同意いただいた患者様に対しては、リコールはじめ各種案内をお送りすることができます。

〈個人情報保護法対策後の患者様〉

医院内の「個人情報利用の目的の掲示」において、「診療に関する各種ご案内」や「医院に関するニュースの送付」などの目的を公開しておけば、リコールのはがきや、他にも新しい診療内容のお知らせや、新しい設備の導入のお知らせなど、患者様のメリットになることをお伝えすることができます。

〈個人情報保護法対策前からの患者様〉

個人情報保護法施行前からの患者様で、次回のご来院時期がまだの患者様は、公表している「個人情報の利用目的」をご覧いただいていませんので、さまざまな手段で医院の個人情報の利用目的をお知らせするように、同法24条第1項に定められています。

—116—

参考例

リコールはがきサンプル

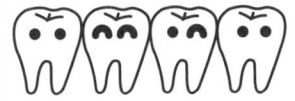

歯科ドックのご案内

お元気ですか？もうすぐお約束の歯科ドックの日がまいります。
定期チェックで、ますますの歯の健康を！

ご予約について
後日当院からお伺いのお電話をさせていただきます。

当クリニックでは、ご来院いただいている患者様に次のご来院の日時の確認のおはがきを送らせていただいております。今後このようなご案内がご不要の場合にはクリニックまでお申出いただきますようお願い申し上げます。

○○○○クリニック
院長　○○○○
電話　03-1234-××××
fax　03-1234-××××

目的の同意をいただいていない場合にも、リコールのご案内を送ることができる方法があります。「今後このような案内が不要であればご連絡ください」という「不要であれば送付を中止する」という一文を載せておき、お申出があった場合には送付を中止するという方法があります（このような方式を**「オプトアウト方式」**といい、目的に同意いただいていない場合にも利用できる唯一の方法です）。
ただし、取りやめるようご連絡をいただいた場合には、次回から絶対にお送りしないよう、リストから確実にはずすなどの措置が必要です。

Q39 電子カルテやコンピュータの入力は、誰が入力したか記録を控えておかなくてはならないの？

A 法律で定められてはいませんが、ガイドラインでは、個人データに対するアクセス管理と記録の保存を求めています（ガイドラインⅢ-4⑵⑦）。また、個人情報保護上のトラブルが発生した場合に担当者の特定という意味でも記録は必要です。

〈オペレーターの特定〉

個人情報の流出は、インターネットを通じたハイテク犯罪だけではありません。単なるコンピュータの操作ミスからファイルを壊してしまったり、意外と身近な理由も多いものです。電子カルテの場合も、ほとんどの機種が個人データを取り出して別に保存したり、データ加工することが可能になっていますので、セキュリティという観点から、操作する人間を限定することと、操作していた人物を特定できる仕組みづくりは大切です。

〈パスワードとID管理〉

コンピュータであれば、起動時に利用者番号（ID）とパスワードを入力しないと作動しない設定にしておき、IDの記録をとることによって、誰が操作したのか履歴を見ることができる機能があります。電子カルテもそれらと同様の機能があれば設定をし、ない場合には台帳管理をしておくことが望ましいと考えられます。

詳しく

パソコン関連のセキュリティ強化策

ソフトに附属している機能(メーカーごとに異なります)
【パソコン】
- IDとパスワードがなければ起動しない設定。
- 一定時間たつと、スクリーンセーバーに代わり、再起動のためにはパスワードが必要な設定。

【表計算ソフト等のファイル】
- パスワードの設定により、読み取りのみの設定や、ファイル管理者の設定などが可能。
- 「隠しファイル」に設定すると、デスクトップ上は非表示となる設定。
- フォルダごとのパスワード設定(ただし、圧縮保存となります)。

【電子カルテ】
- ID管理の設定。
  離席時にはスクリーンセーバーになるものもあります。

その他専用ソフト購入(有料)
- 重要ファイルへのアクセスログをとるソフト。
  IDより、誰が、いつアクセスしたかわかる。
- 外部メディアにコピーできなくするソフト
  外部メディアに保存許可の場合には、暗号化しての保存。
- メール暗号化ソフト
  メールの受発信時の自動暗号化(別途キーを送付して読む)。

保管している個人情報のレベルに応じたセキュリティ対策を医院の情報機器管理規則に盛り込むことが必要となります。予約管理などで、サーバーの設置等を医院内に行っている場合には、簡単に持ち出せないような物理的な対策も必要です。

日々の診療業務の中から出てくるQ&A

Q40 学会発表や知り合いの先生同士で集まって、各医院から症例を持ち寄り研究会を開く場合に、患者様ご本人の同意は必要？

A 一般的には個人情報を匿名化することでよいとされています。しかし、氏名を削除しても、十分な匿名化が困難であると考えられる場合には、患者様に事前に同意をいただいておくことが必要になります。歯科の場合、顔写真を利用することが多いと考えられますので、写真へのマスキングの工夫など、ご本人であることが完全に特定できないようにする必要があります。

〈院内研修のケース〉

医院内の症例検討会の目的が、患者様の治療が目的なのであれば、そのまま同意も必要ありません、匿名化をはかる必要もありません。

しかし、医院のドクターの研究が目的で、研修会・検討会で症例を利用することがある場合には、その利用目的を公表しておくことが必要です。

〈学会発表等の研究会のケース〉

学会などの研究発表の場であれば、あとで雑誌への掲載であるとか、他での引用・利用が起こったりもします。また、珍しい症例であれば、たとえ秘密匿化をはかっていても、個人が特定できてしまうことも考えられますから、個別に通知のうえで書面での同意が必要です。

—120—

まとめ

症例を研究に利用する場合

	目的	ご本人へのお知らせ	同意
院内	治療目的	不要	不要
	研究目的	要（公表）	とくに申出がなければ黙示の同意とみなす
院外	治療目的	要（公表）	とくに申出がなければ黙示の同意とみなす
	研究目的	要(個別にお知らせ)	要
学会	研究目的	要(個別にお知らせ)	書面での同意が望ましい

> 医学目的での患者の写真掲載をめぐって裁判になった例で、「診療時に撮影された顔写真を無断で医学情報誌などに掲載された」として、60歳代の女性がO大学の附属病院に対し、慰謝料等の損害賠償を求めた事件（平成14年提訴）があり、教授と担当医が計80万円を支払うことを条件に和解（平成17年）が成立しています。
>
> （出典：読売新聞）

日々の診療業務の中から出てくるQ&A

Q41 二つの歯科医院が合併しました。個人情報の共有は可能？

A 合併・分院化・営業譲渡などの事業の譲り受けに伴って、個人データが提供される場合には、第三者提供とはみなされません（法第23条第4項2号）。

したがって、個人情報の共有化は可能です。しかし、利用の制限があり、合併前にお知らせしていた利用目的でしか使用できません。

〈利用の範囲は承継前の利用目的のみ〉

合併により、二つの歯科医院が統合され新しい医院となっても、個人情報を利用される患者様のほうは、もともと通っていた医院が設定していた目的しかご存知ないはずです。

そのため、合併や営業譲渡などにより、他の医院から個人情報を取得した歯科医院は、原則として、承継前に用いられていた利用目的の範囲でしか、個人情報を利用することはできません。

患者様情報の共有は可能ですが、二つの歯科医院の公表していた取得目的を比較し、これまでになかった利用目的や、改めてお知らせしておいたほうがよい利用目的、合併にともなう新規サービスを始める場合などには、患者様ご本人の同意が必要となります（法第16条第2項）。

—122—

日々の診療業務の中から出てくるQ&A

まとめ

合併・営業譲渡の場合の患者様情報

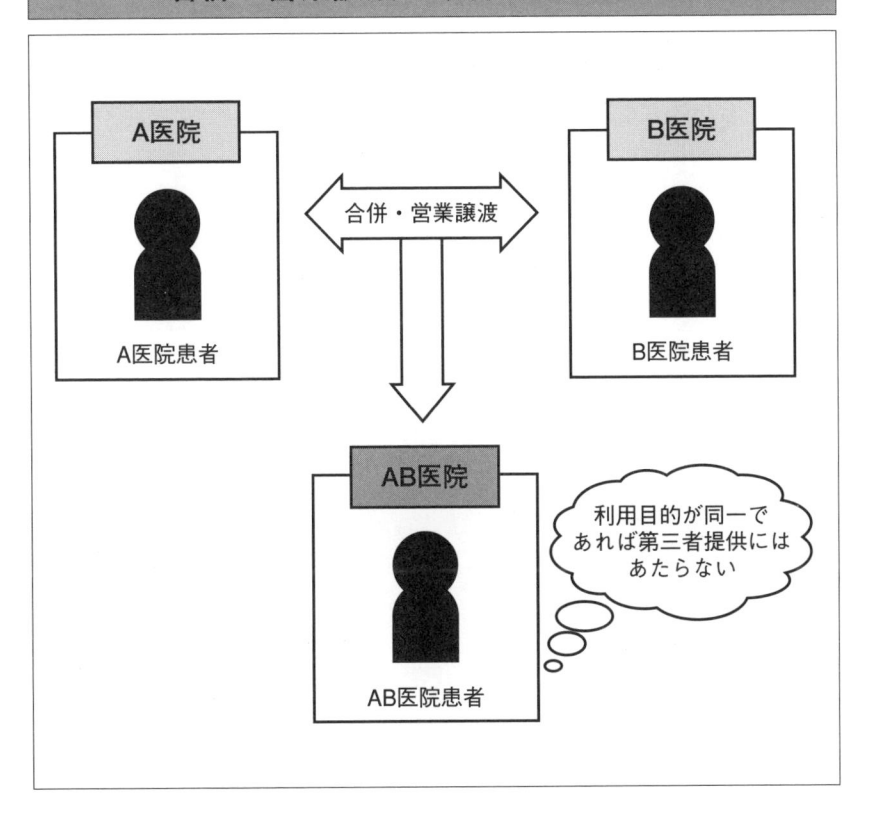

```
A医院 ←合併・営業譲渡→ B医院
A医院患者                B医院患者
        ↓
      AB医院
     AB医院患者    利用目的が同一で
                あれば第三者提供には
                    あたらない
```

- 事業承継後は個人情報の共有が可能です。
- しかし、営業譲渡等の契約前は第三者提供にあたるので、契約が済むまでは、患者様情報を見せないことが必要です。

Q42 歯科医院でホームページを開設しています。個人情報保護法対策として注意するべきことは何？

A ホームページに対するセキュリティ対策が必要です。歯科医院での「ホームページ運用規則」を作成しておきましょう。

〈必要なセキュリティ対策〉

ホームページからの情報漏えいもよくあるトラブルです。ホームページ上で収集したデータの内容を、誰でもが見ることができるようになっていたというような、単純な仕組みの情報漏えい事件が目立っています。

基本的な「ホームページ運用規則」を策定し、それにしたがった形で、ホームページの利用やメールの利用などの運用を行いましょう。

〈定期的チェックの必要性〉

セキュリティに関しては、担当者の方が専門でなければ、外部の業者に依頼して基本的な対策は行っておく必要があります。また、ふだんは規則どおり管理をしていたのに、ホームページの更新を行う際や、担当者が変わった際にうっかり忘れたり、情報技術が進歩していて、対策の効果がなくなっていることもあります。ホームページやインターネット利用に関しては、定期的なチェックをすることがより大切です。

—124—

詳しく

インターネットの利用の注意点

●電子カルテなどの院内LANとインターネットは接続しない。
　完璧なインターネットからの攻撃への対策というものはないので、患者様情報の入っている院内LANと、ホームページなどを扱うパソコンとは切り離しておくほうが安心です。

●インターネットに接続されているパソコンには、
　　　・ウィルス駆除ソフトの常駐
　　　・ウィルス駆除ソフトの更新
　　　・ファイヤーウォールの構築
　インターネットを通じた外からのウィルスや攻撃に備えるために、ファイヤーウォール（侵入を防ぐ城壁のようなもの）を構築し、ウィルス駆除ソフトを常に働かせておきます。適当な間隔で駆除ソフトも新しいものにしなくてはなりません。

●重要なデータをメールなどで送るときには、暗号化する。
　秘密にしておきたい情報を送るときなどは、万が一の漏えいのために暗号化して送付します。

●ホームページにはSSLなどの認証をとる。
　SSL認証とは、Secure Socket Layerの略で、インターネット上でやり取りされているデータ（個人名・住所・電話番号などの個人情報や企業の機密情報など）を暗号化し、第三者からデータを覗かれないようにする通信技術のことです。

　SSLを利用したウェブページは、ホームページアドレスが「http://」から「https://」になり、インターネットエクスプローラであれば、右下に鍵マークが表示されます。

ホームページなどで、ブログなどを利用する場合には、書く内容に個人情報が入り込まない注意が必要です。

日々の診療業務の中から出てくるQ＆A

Q43 患者様に対する接遇において、個人情報保護法におけるポイントは何？

A 個人情報保護法対策というと、「漏えい対策」「情報機器の管理」などのハード面につい関心が向きがちですが、次の三つの意味で接遇面での取組みポイントがあります。

(1) 慣れ

歯科医院での患者様情報も、毎日のように扱い慣れることによって、医院内にある患者様情報は、「ご本人からお預かりしている貴重なものだ」への感覚が薄れることが考えられます。という感覚を常に持ち続けることがとても重要です。

(2) ルール厳守

医院内でいくらルール化しても実際に守るのは、結局は〝人〟です。「少しくらい違反してもどうせ何も起こらない。流出したって実害は何もない。今回だけ」などという気のゆるみがでると、スタッフによる漏えい事故も発生しかねません。

(3) 患者様心理

診察室での患者様へのお声がけや、診療内容のご説明の自然な会話から、個人情報が漏れていることがあります。そういったことへの配慮は当然必要なのですが、その上で患者様の調子やお気持ちをくみ取る心配りが必要です。

—126—

日々の診療業務の中から出てくるQ&A

まとめ

歯科医院で配慮が望ましい例

- 診療中の姿が他の患者様から見えること

- インフォームドコンセントとしての説明が他のチェアに座っている他の患者様に聞こえること
  内容としては：
  　ふだんの口腔内の清掃状況
  　自費にするか保険にするかの内容
  　歯並びなどふだん気にしていること

- 指定されたチェアにつくまでに、他の患者さんのカルテなどが見えており、住所や勤務先などがわかること

個人情報保護法対策では、医院のスタッフ全員の高いモチベーションを持続させることが不可欠です。それは、単なる法律対策にとどまらず、患者様から愛される歯科医院、何度も来院したくなる歯科医院になる不可欠な条件のひとつです。ともすれば、後回しになりがちな「スタッフに関するさまざまな改善テーマ」を、同法対策の一環として取り組むのもひとつの方策です。

日々の診療業務の中から出てくるQ&A

Q44 開示すべき個人情報の中に、カルテ、レセプトも含まれるの？

A カルテもレセプトも、患者様ご本人の個人情報です。ご請求があれば、開示する必要があります。

カルテもレセプトも、患者様本人の個人情報とみなされるため、原則開示の対象となります。ただし、ガイドラインで開示しないことが認められている次の場合をのぞきます。

① 患者と家族の人間関係が悪化するなど「第三者の生命、身体、財産その他の権利利益を害するおそれがあるとき」
② 症状や予後、治療経過等について説明をつくしても、患者本人に重大な心理的影響を与えて治療に悪影響を及ぼすなど「患者本人の心身の状況を著しく損なうおそれがあるとき」
③ 医院の適正な業務の実施に著しい支障を及ぼすおそれがある場合
④ 他の法令に違反することとなる場合

医院の貴重な財産であるカルテは、医院の保有個人データですが、それを理由に開示を拒否することはできないと規定（ガイドラインⅡ—1、Ⅲ—7）されています。

—128—

日々の診療業務の中から出てくるQ＆A

まとめ

カルテ開示のためにふだんから心がけること

- ●カルテの記載方法
  正確な診断の内容
  開示する可能性のあることを考慮したカルテの作成を心がける
  （外国語を多用しない日本語による記載など）

- ●訂正の方法
  変更の記録を残すように、ホワイト修正液を用いずに、二重線で消して訂正をいれる。担当名と日付の明記。

- ●診察内容について説明
  患者様が疑問に思われることを減らすために、ふだんから歯科医師による口頭説明や説明文書の交付などの補足説明を心がける。

個人情報保護法上の開示を拒みうる場合に対して
日本医師会「診療情報の提供に関する指針」における開示を拒みうる場合は、
・対象となる診療情報の提供、診療記録等の開示が、第三者の利益を害するおそれがあるとき
・診療情報の提供、診療記録等の開示が、患者本人の心身の状況を著しく損なうおそれがあるとき
・その他、診療情報の提供、診療記録等の開示を不適当とする相当な事由が存在するとき
とされています。

日々の診療業務の中から出てくるQ＆A

Q45 お預かりしている患者様の個人情報の開示請求があったときの「本人確認」は、どのようにするの？

A

本人確認は、身分証明ができる公的証明書等の確認での確実な方法で行います。

運転免許証、健康保険被保険者証、戸籍謄本、パスポート、年金手帳、印鑑証明、外国人登録証明書等の提示による本人確認を行い、開示請求書に証明書の番号等で確認したことの記録をとどめます。ただし、よく存じ上げている患者様に対しては、「院長確認」と自筆署名をいただくことにするなどの柔軟な対応をとることも必要だと考えられます。

〈代理人の場合〉

代理人の場合には、委任状の確認と、本人の意思確認の二つが必要です。その上で、代理人の身分証明となるもので、代理人が誰であるかの確認も行います。やむを得ず、郵送や電話で受け付ける場合には、開示までに各種身分証明ができるもののコピーを送付してもらい、本人宛に再度電話確認をとるようにします。

これらの対応は、ルール（開示窓口規則）化し、誰がいつ対応しても、同じ対応であることが基本です。

まとめ

本人確認	
窓口で依頼	運転免許証、健康保険証、戸籍謄本、パスポート、年金手帳、印鑑証明、外国人登録証明書……など
電話で依頼	生年月日等の登録情報にお答えいただく
郵送・fax依頼	運転免許証、健康保険証、戸籍謄本、パスポート、年金手帳、印鑑証明、外国人登録証明書等のコピーを複数種同封していただき、その住所宛送付。
代理人	本人・代理人双方の運転免許証、健康保険証、戸籍謄本、パスポート、年金手帳、印鑑証明、外国人登録証明書等。弁護士は登録番号。代理である証明となる委任状

歯科医院側にて本人確認を怠ると、個人情報保護法違反・民法の注意義務違反やプライバシー権の侵害などといった損害賠償責任の問題が発生します。
また、郵送で、証明書類の送付をいただいた場合、新たな個人データの取得となりますので、取扱いに十分注意し、あらかじめ返還する方法などのルールを決めておきましょう。

Q46 他の歯科医院の先生から患者様の依頼だといって、3年前の治療に関しての質問がありました。回答する必要はあるの？

A ご本人の意思が確認できれば回答する必要があります。

〈代理人のチェックと本人の意思を確認する〉

まず、請求している歯科医師が、現存する医療機関の歯科医師であることの確認が必要になります。

同時に開示の請求にあたり、本人の同意があること、委任状のチェックと、委任がこの請求のためのものであることの確認が必要です。

〈確認は書面で行う〉

「個人情報開示請求書」に、委任状と身分証明書類を添えて申込をしてもらいます。代理人の確認と本人確認も口頭ではなく、できるだけ書面で行い、結果として残せるもので確認するようにしましょう。

もし遠方等で、時間的にどうしても電話でしか対応できない場合は、こちらからかけなおすとか、送付先はご本人の住所宛に限定するなどして、「なりすまし」を防ぐ責任があります。

まとめ

歯科医師が代理人の場合の開示請求時に確認すべきこと

1. 代理人である歯科医師の請求の適正性

    ●歯科医師であると確認できますか？
    ●委任状等で委任関係を確認できますか？
    ●その委任は今回の開示のためのものですか？

2. この依頼された開示は本人の意思によるものですか？

3. 手数料が必要なことと、支払方法を伝えましたか？

4. 開示の範囲と必要な個人情報の種類とを確認しましたか？
    （歯科医師の説明文でよいのか、カルテそのもののコピーなのか、レントゲン写真のコピーも必要なのかなど）

5. お渡しの準備に必要な期間を伝えましたか？

Q47 医院外で友人とおしゃべりしていて、つい患者様のことを話しているときに誰かに聞かれても、漏えいになるの？

A
個人情報保護法では、事業者が本人の同意なしに個人データを第三者に提供することを禁じています。「漏えい」とは流出の規模の大小や流出方法などは関係なく、個人データが外に出てしまうことをいいますので、何気ない会話であっても、患者様が特定できる話題であれば「情報漏えい」にあたります。

〈公私の区別をつける〉
友人や家族との会話であっても、個人情報が広がってしまう危険性があります。おもしろおかしく内容が変化してしまうこともありますので、文書での漏えいより面倒な一面もあります。患者様への不利益が起こらないよう、公私の区別をつけ、医院の外では業務の話や患者様についての話をしないようスタッフの意識を高めておく必要があります。

〈受付での会話〉
受付での世間話やお電話でのお問合せに関する受け応えの中から、個人情報が漏れることもあります。「個人情報保護法対策」への対応はしっかりしていても、思いもよらない些細な部分から漏れることもあり得るのです。

まとめ

業務

プライベート

患者様のプライバシーに関する話題の時には周りに気を配る！

患者様のことは話題にしない！

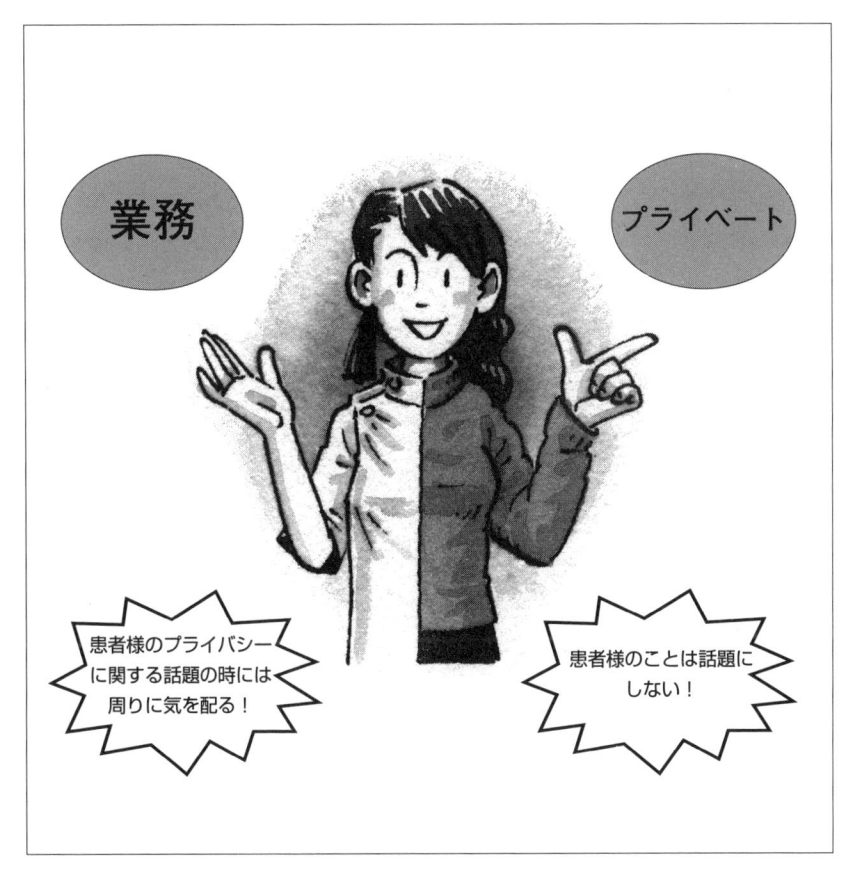

> 何気ないおしゃべりが、「安全管理違反（法第20条）」であったり、「監督義務違反（法第21条）」であったりします。個人情報に対する意識改革が必要です。

Q48 個人情報を保管していたパソコンが盗難にあいました。このケースでも医院の責任が問われるの？

A 「漏えい」とは個人情報が外部に流出することをさすので、ハードディスクの中に個人情報が保存された状態でパソコンが盗難にあった場合も「漏えい」にあたります。パソコン内のデータが悪用されるなどの事件が発生した場合には、被害を受けられた患者様の訴えにもとづき、歯科医院の責任が問われます。

〈考えられるリスク〉

パソコンの盗難にあっただけで「個人情報保護法違反」に問われるわけではありません。個人情報保護法対策がされていないことが「個人情報保護法違反」になります。そのためにも、基本的なセキュリティ対策をしておくことが必要です。

厳重な施錠等の盗難にあいにくい対策と、万一盗難にあっても、簡単にはパソコンもしくは保存ファイルが使えない対策の二つが最低限必要となります。

パソコン導入の際には、歯科医院の「情報機器取扱規則」を作成し、ルールにもとづいた利用を心がけます。面倒だからと、勝手にデータの保存方法を変えたりしないように注意しましょう。

詳しく

基本的なセキュリティ対策

【建物】
●泥棒が侵入しにくい工夫
　無人になる場合には、セキュリティサービスを依頼する
　施錠をより厳重に行なう……など

【カルテ棚】
●棚に施錠ができるか、部屋への施錠ができること

●患者様の手の届かない位置にあること

【パソコン】
●パソコンの置いてある部屋への施錠

●デスクトップパソコンの固定

●ノートパソコンは鍵のかかるロッカーなどに保管

●サーバーのボルト等での固定

【データの保存】

●パソコンのハードディスクにはデータ保存しない

●データ保存はフロッピーやＭＯ、ディスク、フラッシュメモリーなどに行い、保管ルールを決める。

パソコンの盗難という被害にあっても、個人情報保護法上は、患者様の情報を漏えいさせた加害者となることに注意が必要です。

日々の診療業務の中から出てくるQ&A

Q49 「先生のところから情報が漏えいしている！」と、患者様からご指摘があった場合や、パソコンが盗難にあった場合には、どのような対応をすればよいの？

A 事実関係を明らかにし、漏えいした情報からさらに次の被害（二次的被害）が発生しないよう早急に対処する必要があります。その後原因を究明し、被害の拡大を防ぐことが大切です。

〈二次的被害の防止に全力を尽くす〉

迅速に、できるかぎりの事実関係を究明し、厚生労働省をはじめとする必要省庁への届出（盗難の場合には警察への届出も）を行います。

そして、できるだけ早く、漏えいの被害を受けられた方に対して、漏えいした情報の正確な内容をお伝えします。状況が変わればそのつどご連絡し、被害を最小限に食い止める努力をします。

〈事前の準備が大切〉

漏えい事件が起こるとまさに時間との戦いになりますが、日頃の準備が十分なされていたかどうかによって、発生後のさまざまな処理時間も変わってきます。できるだけ対応時間を短縮し、二次被害を防ぐことが大切になります。

詳しく 緊急事態対策！

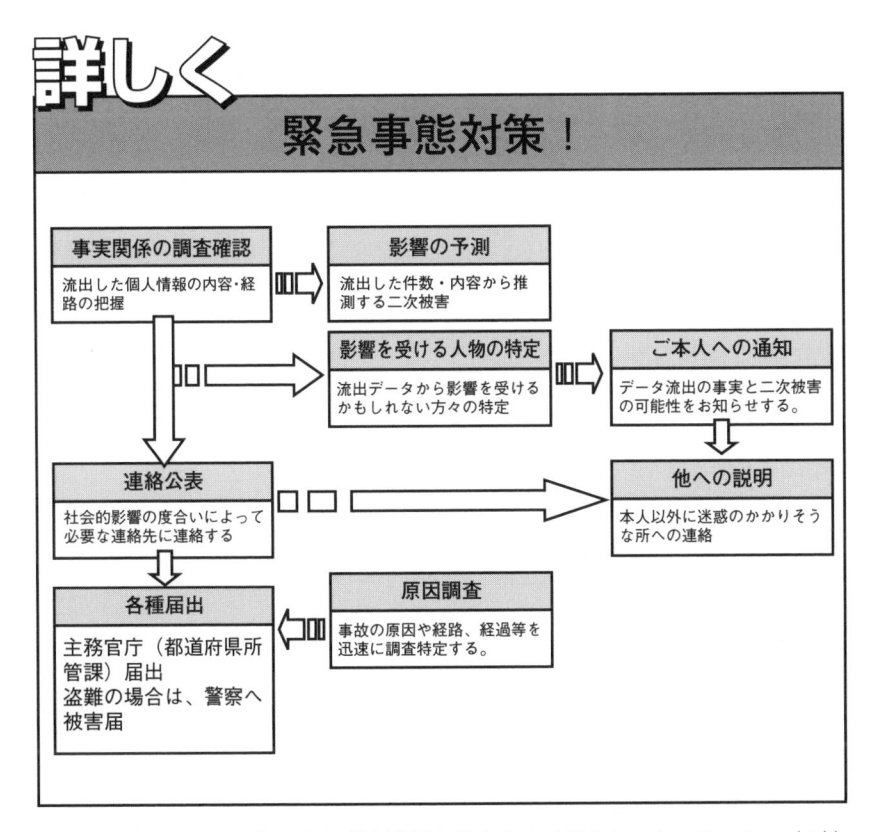

事実関係の調査確認
流出した個人情報の内容・経路の把握
⇒
影響の予測
流出した件数・内容から推測する二次被害

影響を受ける人物の特定
流出データから影響を受けるかもしれない方々の特定
⇒
ご本人への通知
データ流出の事実と二次被害の可能性をお知らせする。

連絡公表
社会的影響の度合いによって必要な連絡先に連絡する
⇒
他への説明
本人以外に迷惑のかかりそうな所への連絡

各種届出
主務官庁（都道府県所管課）届出
盗難の場合は、警察へ被害届
⇐
原因調査
事故の原因や経路、経過等を迅速に調査特定する。

＊二次被害のため、可能な限り事実関係を公表する（ガイドラインⅢ—4—（5））とされていますが、マスコミや新聞社への連絡公表は、医院の規模と社会的影響の度合いを勘案して決めることになります。

> 緊急事態連絡先：
> 　盗難等の被害⇒地元の警察へ連絡。盗難届の提出。
> 　患者様情報の漏えい⇒主務官庁「厚生労働省医政局」
> 　　　実際には、まず各都道府県の所管課に報告し、今後の措置について相談します。影響が大きいと判断される場合には厚生労働省に直接連絡することになります。

Q50 個人情報保護のための保険があると聞きましたが、どのようなもの？

A 損害保険会社より「個人情報漏えい保険」がいくつか販売されています。漏えいなどの事件が起こった際の賠償金の補償や弁護士費用、二次被害防止の事故対応費用などの費用補償が中心となったものです。それぞれの保険商品に特色がありますが、保険をかけることのできる条件に、個人情報保護対策の状況が問われています。

個人情報漏えい保険は、個人情報が漏えいしたために、

(1) 被害者から損害賠償請求があり、実際に法律上の損害賠償責任を負担しなければならない場合の損害（損害賠償金や弁護士費用等の支払）

(2) 事故対応に要するお見舞金やお詫び状作成など、かかった各種費用損害に対する保険金を支払うもの。保険会社によって、弁護士の相談料は含むが、訴訟費用は含まないなどの細かい違いがあります。他にも、事故対応の一つひとつが特約事項になっていたり、事業者の個人情報保護法対策レベルによっては、免責事項に該当して保険金が支払われない場合があるなど、医院にあわせた細かい検討が必要です。個人情報漏えい保険に加入するには、審査（個人情報保護法対策のレベル）があります。審査結果によって、保険料の割引が適用されるものや、基本的に加入できない場合もあり、しっかりと対策をした上での保険加入で、万全の対策だといえます。

—140—

参考

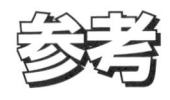

個人情報漏えい保険

【AIU保険】
　　　　　「個人情報漏洩保険」
【損保ジャパン】
　　　　　「個人情報取扱事業者保険」
【ニッセイ同和損害保険】
　　　　　「IT業務賠償責任保険」
【三井住友海上火災保険】
　　　　　「個人情報プロテクター」
　　　　　　　　　　　　　　　　　など

（会社名の50音順）

＊日本商工会議所にて会員向けに団体扱にて各種「個人情報漏えい保険」が提供されています。

保険加入は、万一のケースのための金銭的なリスクヘッジですが、診療報酬（売上）の金額と想定されるリスクによって、年間の保険料が決まる仕組みになっており、医療関係では保険料が高額になりがちです。プライバシーマークなどの公的認証を受けていると保険料が割引になり、加入時のチェックシートの内容（個人情報の対策チェック）によっても、割引対象になる場合もあります。
新しい保険なので、たびたび改訂が行われていますので、加入に際しては、特約条項と免責条項の確認が大切です。

＊対策がもれなくできているか、チェックしてみましょう！

年　月　日

個人情報保護法対策完了確認シート

保護方針の策定と体制の確立	☐ 個人情報保護に対する医院の方針を明確にする
	☐ プライバシーポリシーの策定と公表
	☐ 個人情報保護のためのスタッフの役割分担

院内の個人情報の確認	☐ 医院内に保有する個人情報の特定（リストアップ）
	☐ 患者様情報台帳作成
	☐ 個人情報取扱事業者に該当するかどうかの確認

個人情報取扱規則作成	☐ 医院での個人情報利用目的の特定
	☐ 医院での個人情報利用の機会の特定
	☐ 第三者提供の有無
	☐ 医院での個人情報保管方法の特定
	☐ 医院での個人情報廃棄方法の特定

安全管理体制の確立と運用	☐ 文書管理の方法
	☐ 情報機器管理の方法（☐パソコン　　☐電子カルテ）
	☐ セキュリティ対策（情報関連）
	☐ セキュリティ対策（もの関連）
	☐ 医院での個人情報廃棄方法の特定

管理監督体制	☐ 委託先の監督（　☐ 契約書更新）
	☐ スタッフのルールづくり（就業規則見直し）・誓約書
	☐ チェック機能の構築（☐チェックシート　　☐テスト）

開示・苦情・訂正の受付体制	☐ 各規則の作成
	☐ カルテ作成方法の理解　　（口述筆記の仕方、訂正の仕方等）
	☐ 各フォーマットの準備　　（説明書、請求用紙、非開示の通知、請求書、受領書……など）
	☐ シミュレーション

事件対応準備	☐ 必要対応策（何をすべきか）の全員理解
	☐ 各フォーマットの準備・役割分担表
	☐ シミュレーション

〈参考資料〉

●個人情報の保護に関する法律
●個人情報の保護に関する法律施行令
●個人情報保護規則サンプル
●個人情報機密保持契約サンプル
●個人情報漏えい報告サンプル
●関係法令一覧

参考資料

個人情報の保護に関する法律

第1章 総則

（目的）

第1条 この法律は、高度情報通信社会の進展に伴い個人情報の利用が著しく拡大していることにかんがみ、個人情報の適正な取扱いに関し、基本理念及び政府による基本方針の作成その他の個人情報の保護に関する施策の基本となる事項を定め、国及び地方公共団体の責務等を明らかにするとともに、個人情報を取り扱う事業者の遵守すべき義務等を定めることにより、個人情報の有用性に配慮しつつ、個人の権利利益を保護することを目的とする。

（定義）

第2条 この法律において「個人情報」とは、生存する個人に関する情報であって、当該情報に含まれる氏名、生年月日その他の記述等により特定の個人を識別することができるもの（他の情報と容易に照合することができ、それにより特定の個人を識別することができることとなるものを含む。）をいう。

2 この法律において「個人情報データベース等」とは、個人情報を含む情報の集合物であって、次に掲げるものをいう。

一 特定の個人情報を電子計算機を用いて検索することができるように体系的に構成したもの

二 前号に掲げるもののほか、特定の個人情報を容易に検索することができるように体系的に構成したものとして政令で定めるもの

3 この法律において「個人情報取扱事業者」とは、個人情報データベース等を事業の用に供している者をいう。ただし、次に掲げる者を除く。

一 国の機関
二 地方公共団体
三 独立行政法人等（独立行政法人等の保有する個人情報の保護に関する法律（平成15年法律第59号）第2条第1項に規定する独立行政法人等をいう。以下同じ。）
四 その他取り扱う個人情報の量及び利用方法からみて個人の権利利益を害するおそれが少ないものとして政令で定める者

4 この法律において「個人データ」とは、個人情報データベース等を構成する個人情報をいう。

― 144 ―

参考資料

5　この法律において「保有個人データ」とは、個人情報取扱事業者が、開示、内容の訂正、追加又は削除、利用の停止、消去及び第三者への提供の停止を行うことのできる権限を有する個人データであって、その存否が明らかになることにより公益その他の利益が害されるものとして政令で定めるもの又は1年以内の政令で定める期間以内に消去することとなるもの以外のものをいう。

6　この法律において「本人」とは、個人情報によって識別される特定の個人をいう。

第2章　国及び地方公共団体の責務等

（基本理念）

第3条　個人情報は、個人の人格尊重の理念の下に慎重に取り扱われるべきものであることにかんがみ、その適正な取扱いが図られなければならない。

（国の責務）

第4条　国は、この法律の趣旨にのっとり、個人情報の適正な取扱いを確保するために必要な施策を総合的に策定し、及びこれを実施する責務を有する。

（地方公共団体の責務）

第5条　地方公共団体は、この法律の趣旨にのっとり、その地方公共団体の区域の特性に応じて、個人情報の適正な取扱いを確保するために必要な施策を策定し、及びこれを実施する責務を有する。

（法制上の措置等）

第6条　政府は、国の行政機関について、その保有する個人情報の性質、当該個人情報を保有する目的等を勘案し、その保有する個人情報の適正な取扱いが確保されるよう法制上の措置その他必要な措置を講ずるものとする。

2　政府は、独立行政法人等について、その性格及び業務内容に応じて、その保有する個人情報の適正な取扱いが確保されるよう法制上の措置その他必要な措置を講ずるものとする。

3　政府は、前2項に定めるもののほか、個人情報の性質及び利用方法にかんがみ、個人の権利利益の一層の保護を図るため特にその適正な取扱いの厳格な実施を確保する必要がある個人情報について、保護のための格別の措置が講じられるよう必要な法制上の措置その他の措置を講ずるものとする。

第3章　個人情報の保護に関する施策等

第1節　個人情報の保護に関する基本方針

第7条　政府は、個人情報の保護に関する施策の総合的かつ一体的な推進を図るため、個人情報の保護に関

参考資料

する基本方針（以下「基本方針」という。）を定めなければならない。

2　基本方針は、次に掲げる事項について定めるものとする。

一　個人情報の保護に関する施策の推進に関する基本的な方向

二　国が講ずべき個人情報の保護のための措置に関する事項

三　地方公共団体が講ずべき個人情報の保護のための措置に関する基本的な事項

四　独立行政法人等が講ずべき個人情報の保護のための措置に関する基本的な事項

五　個人情報取扱事業者及び第40条第1項に規定する認定個人情報保護団体が講ずべき個人情報の保護のための措置に関する基本的な事項

六　個人情報の取扱いに関する苦情の円滑な処理に関する事項

七　その他個人情報の保護に関する施策の推進に関する重要事項

3　内閣総理大臣は、国民生活審議会の意見を聴いて、基本方針の案を作成し、閣議の決定を求めなければならない。

4　内閣総理大臣は、前項の規定による閣議の決定が

あったときは、遅滞なく、基本方針を公表しなければならない。

5　前2項の規定は、基本方針の変更について準用する。

第2節　国の施策

（地方公共団体等への支援）

第8条　国は、地方公共団体が策定し、又は実施する個人情報の保護に関する施策及び国民又は事業者等が個人情報の適正な取扱いの確保に関して行う活動を支援するため、情報の提供、事業者等が講ずべき措置の適切かつ有効な実施を図るための指針の策定その他の必要な措置を講ずるものとする。

（苦情処理のための措置）

第9条　国は、個人情報の取扱いに関し事業者と本人との間に生じた苦情の適切かつ迅速な処理を図るために必要な措置を講ずるものとする。

（個人情報の適正な取扱いを確保するための措置）

第10条　国は、地方公共団体との適切な役割分担を通じ、次章に規定する個人情報取扱事業者による個人情報の適正な取扱いを確保するために必要な措置を講ずるものとする。

第3節　地方公共団体の施策

（保有する個人情報の保護）

—146—

参考資料

第11条 地方公共団体は、その保有する個人情報の性質、当該個人情報を保有する目的等を勘案し、その保有する個人情報の適正な取扱いが確保されるよう必要な措置を講ずることに努めなければならない。

（区域内の事業者等への支援）

第12条 地方公共団体は、個人情報の適正な取扱いを確保するため、その区域内の事業者及び住民に対する支援に必要な措置を講ずるよう努めなければならない。

（苦情の処理のあっせん等）

第13条 地方公共団体は、個人情報の取扱いに関し事業者と本人との間に生じた苦情が適切かつ迅速に処理されるようにするため、苦情の処理のあっせんその他必要な措置を講ずるよう努めなければならない。

第4節 国及び地方公共団体の協力

第14条 国及び地方公共団体は、個人情報の保護に関する施策を講ずるにつき、相協力するものとする。

第4章 個人情報取扱事業者の義務等

第1節 個人情報取扱事業者の義務

（利用目的の特定）

第15条 個人情報取扱事業者は、個人情報を取り扱うに当たっては、その利用の目的（以下「利用目的」という。）をできる限り特定しなければならない。

2 個人情報取扱事業者は、利用目的を変更する場合には、変更前の利用目的と相当の関連性を有すると合理的に認められる範囲を超えて行ってはならない。

（利用目的による制限）

第16条 個人情報取扱事業者は、あらかじめ本人の同意を得ないで、前条の規定により特定された利用目的の達成に必要な範囲を超えて、個人情報を取り扱ってはならない。

2 個人情報取扱事業者は、合併その他の事由により他の個人情報取扱事業者から事業を承継することに伴って個人情報を取得した場合は、あらかじめ本人の同意を得ないで、承継前における当該個人情報の利用目的の達成に必要な範囲を超えて、当該個人情報を取り扱ってはならない。

3 前2項の規定は、次に掲げる場合については、適用しない。

一 法令に基づく場合

二 人の生命、身体又は財産の保護のために必要がある場合であって、本人の同意を得ることが困難であるとき

三 公衆衛生の向上又は児童の健全な育成の推進のために特に必要がある場合であって、本人の同意を得ることが困難であるとき

—147—

参考資料

（適正な取得）

第17条　個人情報取扱事業者は、偽りその他不正の手段により個人情報を取得してはならない。

（取得に際しての利用目的の通知等）

第18条　個人情報取扱事業者は、個人情報を取得した場合は、あらかじめその利用目的を公表している場合を除き、速やかに、その利用目的を、本人に通知し、又は公表しなければならない。

2　個人情報取扱事業者は、前項の規定にかかわらず、本人との間で契約を締結することに伴って契約書その他の書面（電子的方式、磁気的方式その他人の知覚によっては認識することができない方式で作られる記録を含む。以下この項において同じ。）に記載された当該本人の個人情報を取得する場合その他本人から直接書面に記載された当該本人の個人情報を取得する場合は、あらかじめ、本人に対し、その利用目的を明示しなければならない。ただし、人の生命、身体又は財産の保護のために緊急に必要がある場合は、この限りでない。

3　個人情報取扱事業者は、利用目的を変更した場合は、変更された利用目的について、本人に通知し、又は公表しなければならない。

4　前3項の規定は、次に掲げる場合については、適用しない。

一　本人又は第三者の生命、身体、財産その他の権利利益を害するおそれがある場合

二　当該個人情報取扱事業者の権利又は正当な利益を害するおそれがある場合

三　国の機関又は地方公共団体が法令の定める事務を遂行することに対して協力する必要がある場合であって、利用目的を本人に通知し、又は公表することにより当該事務の遂行に支障を及ぼすおそれがあるとき。

四　取得の状況からみて利用目的が明らかであると認められる場合

（データ内容の正確性の確保）

第19条　個人情報取扱事業者は、利用目的の達成に必要な範囲内において、個人データを正確かつ最新の内容に保つよう努めなければならない。

（安全管理措置）

四　国の機関若しくは地方公共団体又はその委託を受けた者が法令の定める事務を遂行することに対して協力する必要がある場合であって、本人の同意を得ることにより当該事務の遂行に支障を及ぼすおそれがあるとき

参考資料

第20条 個人情報取扱事業者は、その取り扱う個人データの漏えい、滅失又はき損の防止その他の個人データの安全管理のために必要かつ適切な措置を講じなければならない。

（従業者の監督）
第21条 個人情報取扱事業者は、その従業者に個人データを取り扱わせるに当たっては、当該個人データの安全管理が図られるよう、当該従業者に対する必要かつ適切な監督を行わなければならない。

（委託先の監督）
第22条 個人情報取扱事業者は、個人データの取扱いの全部又は一部を委託する場合は、その取扱いを委託された個人データの安全管理が図られるよう、委託を受けた者に対する必要かつ適切な監督を行わなければならない。

（第三者提供の制限）
第23条 個人情報取扱事業者は、次に掲げる場合を除くほか、あらかじめ本人の同意を得ないで、個人データを第三者に提供してはならない。
一 法令に基づく場合
二 人の生命、身体又は財産の保護のために必要がある場合であって、本人の同意を得ることが困難であるとき
三 公衆衛生の向上又は児童の健全な育成の推進のために特に必要がある場合であって、本人の同意を得ることが困難であるとき
四 国の機関若しくは地方公共団体又はその委託を受けた者が法令の定める事務を遂行することに対して協力する必要がある場合であって、本人の同意を得ることにより当該事務の遂行に支障を及ぼすおそれがあるとき

2 個人情報取扱事業者は、第三者に提供される個人データについて、本人の求めに応じて当該本人が識別される個人データの第三者への提供を停止することとしている場合であって、次に掲げる事項について、あらかじめ、本人に通知し、又は本人が容易に知り得る状態に置いているときは、前項の規定にかかわらず、当該個人データを第三者に提供することができる。
一 第三者への提供を利用目的とすること
二 第三者に提供される個人データの項目
三 第三者への提供の手段又は方法
四 本人の求めに応じて当該本人が識別される個人データの第三者への提供を停止すること

3 個人情報取扱事業者は、前項第二号又は第三号に掲げる事項を変更する場合は、変更する内容について、あらかじめ、本人に通知し、又は本人が容易に知り得

参考資料

る状態に置かなければならない。
4 次に掲げる場合において、当該個人データの提供を受ける者は、前三項の規定の適用については、第三者に該当しないものとする。
一 個人情報取扱事業者が利用目的の達成に必要な範囲内において個人データの取扱いの全部又は一部を委託する場合
二 合併その他の事由による事業の承継に伴って個人データが提供される場合
三 個人データを特定の者との間で共同して利用する場合であって、その旨並びに共同して利用される個人データの項目、共同して利用する者の範囲、利用する者の利用目的及び当該個人データの管理について責任を有する者の氏名又は名称について、あらかじめ、本人に通知し、又は本人が容易に知り得る状態に置いているとき
5 個人情報取扱事業者は、前項第三号に規定する利用する者の利用目的又は個人データの管理について責任を有する者の氏名若しくは名称を変更する場合は、変更する内容について、あらかじめ、本人に通知し、又は本人が容易に知り得る状態に置かなければならない。

（保有個人データに関する事項の公表等）
第24条 個人情報取扱事業者は、保有個人データに関し、次に掲げる事項について、本人の知り得る状態（本人の求めに応じて遅滞なく回答する場合を含む。）に置かなければならない。
一 当該個人情報取扱事業者の氏名又は名称
二 すべての保有個人データの利用目的（第18条第4項第一号から第三号までに該当する場合を除く。）
三 次項、次条第1項、第26条第1項若しくは第2項の規定による求めに応じる手続（第30条第2項の規定により手数料の額を定めたときは、その手数料の額を含む。）
四 前三号に掲げるもののほか、保有個人データの適正な取扱いの確保に関し必要な事項として政令で定めるもの
2 個人情報取扱事業者は、本人から、当該本人が識別される保有個人データの利用目的の通知を求められたときは、本人に対し、遅滞なく、これを通知しなければならない。ただし、次の各号のいずれかに該当する場合は、この限りでない。
一 前項の規定により当該本人が識別される保有個人データの利用目的が明らかな場合
二 第18条第4項第一号から第三号までに該当する

— 150 —

参考資料

3 個人情報取扱事業者は、前項の規定に基づき求められた保有個人データの利用目的を通知しない旨の決定をしたときは、本人に対し、遅滞なく、その旨を通知しなければならない。

（開示）

第25条 個人情報取扱事業者は、本人から、当該本人が識別される保有個人データの開示（当該本人が識別される保有個人データが存在しないときにその旨を知らせることを含む。以下同じ。）を求められたときは、本人に対し、政令で定める方法により、遅滞なく、当該保有個人データを開示しなければならない。ただし、開示することにより次の各号のいずれかに該当する場合は、その全部又は一部を開示しないことができる。

一 本人又は第三者の生命、身体、財産その他の権利利益を害するおそれがある場合

二 当該個人情報取扱事業者の業務の適正な実施に著しい支障を及ぼすおそれがある場合

三 他の法令に違反することとなる場合

2 個人情報取扱事業者は、前項の規定に基づき求められた保有個人データの全部又は一部について開示しない旨の決定をしたとき、又は当該保有個人データが存在しないときは、本人に対し、遅滞なく、その旨を通知しなければならない。

3 他の法令の規定により、本人に対し第1項本文に規定する方法に相当する方法により当該本人が識別される保有個人データの全部又は一部を開示することとされている場合には、当該全部又は一部の保有個人データについては、同項の規定は、適用しない。

（訂正等）

第26条 個人情報取扱事業者は、本人から、当該本人が識別される保有個人データの内容が事実でないという理由によって当該保有個人データの内容の訂正、追加又は削除（以下この条において「訂正等」という。）を求められた場合には、その内容の訂正等に関して他の法令の規定により特別の手続が定められている場合を除き、利用目的の達成に必要な範囲内において、遅滞なく必要な調査を行い、その結果に基づき、当該保有個人データの内容の訂正等を行わなければならない。

2 個人情報取扱事業者は、前項の規定に基づき求められた保有個人データの内容の全部若しくは一部について訂正等を行ったとき、又は訂正等を行わない旨の決定をしたときは、本人に対し、遅滞なく、その旨（訂正等を行ったときは、その内容を含む。）を通知しなければならない。

（利用停止等）

第27条 個人情報取扱事業者は、本人から、当該本人

参考資料

が識別される保有個人データが第16条の規定に違反して取り扱われているという理由又は第17条の規定に違反して取得されたものであるという理由によって、当該保有個人データの利用の停止又は消去（以下この条において「利用停止等」という。）を求められた場合であって、その求めに理由があることが判明したときは、違反を是正するために必要な限度で、遅滞なく、当該保有個人データの利用停止等を行わなければならない。ただし、当該保有個人データの利用停止等に多額の費用を要する場合その他の利用停止等を行うことが困難な場合であって、本人の権利利益を保護するため必要なこれに代わるべき措置をとるときは、この限りでない。

2　個人情報取扱事業者は、本人から、当該本人が識別される保有個人データが第23条第1項の規定に違反して第三者に提供されているという理由によって、当該保有個人データの第三者への提供の停止を求められた場合であって、その求めに理由があることが判明したときは、遅滞なく、当該保有個人データの第三者への提供を停止しなければならない。ただし、当該保有個人データの第三者への提供の停止に多額の費用を要する場合その他の第三者への提供を停止することが困難な場合であって、本人の権利利益を保護するため必要なこれに代わるべき措置をとるときは、この限りでない。

3　個人情報取扱事業者は、第1項の規定による求められた保有個人データの全部若しくは一部について利用停止等を行ったとき若しくは利用停止等を行わない旨の決定をしたとき、又は前項の規定に基づき求められた保有個人データの全部若しくは一部について第三者への提供を停止したとき若しくは第三者への提供を停止しない旨の決定をしたときは、本人に対し、遅滞なく、その旨を通知しなければならない。

（理由の説明）

第28条　個人情報取扱事業者は、第24条第3項、第25条第2項、第26条第2項又は前条第3項の規定により、本人から求められた措置の全部又は一部について、その措置をとらない旨又はその措置と異なる措置をとる旨を通知する場合は、本人に対し、その理由を説明するよう努めなければならない。

（開示等の求めに応じる手続）

第29条　個人情報取扱事業者は、第24条第2項、第25条第1項、第26条第1項若しくは第27条第1項の規定による求め（以下この条において「開示等の求め」という。）に関し、政令で定めるところにより、その求めを受け付ける方法を定めることができる。こ

参考資料

の場合において、本人は、当該方法に従って、開示等の求めを行わなければならない。

2　個人情報取扱事業者は、本人に対し、開示等の求めに関し、その対象となる保有個人データを特定するに足りる事項の提示を求めることができる。この場合において、個人情報取扱事業者は、本人が容易かつ的確に開示等の求めをすることができるよう、当該保有個人データの特定に資する情報の提供その他本人の利便を考慮した適切な措置をとらなければならない。

3　開示等の求めは、政令で定めるところにより、代理人によってすることができる。

4　個人情報取扱事業者は、前3項の規定に基づき開示等の求めに応じる手続を定めるに当たっては、本人に過重な負担を課するものとならないよう配慮しなければならない。

（手数料）

第30条　個人情報取扱事業者は、第24条第2項の規定による利用目的の通知又は第25条第1項の規定による開示を求められたときは、当該措置の実施に関し、手数料を徴収することができる。

2　個人情報取扱事業者は、前項の規定により手数料を徴収する場合は、実費を勘案して合理的であると認められる範囲内において、その手数料の額を定めなければならない。

（個人情報取扱事業者による苦情の処理）

第31条　個人情報取扱事業者は、個人情報の取扱いに関する苦情の適切かつ迅速な処理に努めなければならない。

2　個人情報取扱事業者は、前項の目的を達成するために必要な体制の整備に努めなければならない。

（報告の徴収）

第32条　主務大臣は、この節の規定の施行に必要な限度において、個人情報取扱事業者に対し、個人情報の取扱いに関し報告をさせることができる。

（助言）

第33条　主務大臣は、この節の規定の施行に必要な限度において、個人情報取扱事業者に対し、個人情報の取扱いに関し必要な助言をすることができる。

（勧告及び命令）

第34条　主務大臣は、個人情報取扱事業者が第16条から第18条まで、第20条から第27条まで又は第30条第2項の規定に違反した場合において個人の権利利益を保護するため必要があると認めるときは、当該個人情報取扱事業者に対し、当該違反行為の中止その他違反を是正するために必要な措置をとるべき旨を勧告するこ

参考資料

2　主務大臣は、前項の規定による勧告を受けた個人情報取扱事業者が正当な理由がなくてその勧告に係る措置をとらなかった場合において個人の重大な権利利益の侵害が切迫していると認めるときは、当該個人情報取扱事業者に対し、その勧告に係る措置をとるべきことを命ずることができる。

3　主務大臣は、前2項の規定にかかわらず、個人情報取扱事業者が第16条、第17条、第20条から第22条まで又は第23条第1項の規定に違反した場合において個人の重大な権利利益を害する事実があるため緊急に措置をとる必要があると認めるときは、当該個人情報取扱事業者に対し、当該違反行為の中止その他違反を是正するために必要な措置をとるべきことを命ずることができる。

（主務大臣の権限の行使の制限）

第35条　主務大臣は、前3条の規定により個人情報取扱事業者に対し報告の徴収、助言、勧告又は命令を行うに当たっては、表現の自由、学問の自由、信教の自由及び政治活動の自由を妨げてはならない。

2　前項の規定の趣旨に照らし、主務大臣は、個人情報取扱事業者が第50条第1項各号に掲げる者（それぞれ当該各号に定める目的で個人情報を取り扱う場合に限る。）に対して個人情報を提供する行為については、

その権限を行使しないものとする。

（主務大臣）

第36条　この節の規定における主務大臣は、次のとおりとする。ただし、内閣総理大臣は、この節の規定の円滑な実施のため必要があると認める場合は、個人情報取扱事業者が行う個人情報の取扱いのうち特定のものについて、特定の大臣又は国家公安委員会（以下「大臣等」という。）を主務大臣に指定することができる。

一　個人情報取扱事業者が行う個人情報の取扱いのうち雇用管理に関するものについては、厚生労働大臣（船員の雇用管理に関するものについては、国土交通大臣）及び当該個人情報取扱事業者が行う事業を所管する大臣等

二　個人情報取扱事業者が行う個人情報の取扱いのうち前号に掲げるもの以外のものについては、当該個人情報取扱事業者が行う事業を所管する大臣

2　内閣総理大臣は、前項ただし書の規定により主務大臣を指定したときは、その旨を公示しなければならない。

3　各主務大臣は、この節の規定の施行に当たっては、相互に緊密に連絡し、及び協力しなければならない。

参考資料

第2節　民間団体による個人情報の保護の推進

（認　定）

第37条　個人情報取扱事業者の個人情報の適正な取扱いの確保を目的として次に掲げる業務を行おうとする法人（法人でない団体で代表者又は管理人の定めのあるものを含む。次条第三号ロにおいて同じ。）は、主務大臣の認定を受けることができる。

一　業務の対象となる個人情報取扱事業者（以下「対象事業者」という。）の個人情報の取扱いに関する第42条の規定による苦情の処理

二　個人情報の適正な取扱いの確保に寄与する事項についての対象事業者に対する情報の提供

三　前二号に掲げるもののほか、対象事業者の個人情報の適正な取扱いの確保に関し必要な業務

2　前項の認定を受けようとする者は、政令で定めるところにより、主務大臣に申請しなければならない。

3　主務大臣は、第1項の認定をしたときは、その旨を公示しなければならない。

（欠格条項）

第38条　次の各号のいずれかに該当する者は、前条第1項の認定を受けることができない。

一　この法律の規定により刑に処せられ、その執行を終わり、又は執行を受けることがなくなった日から2年を経過しない者

二　第48条第1項の規定により認定を取り消され、その取消しの日から2年を経過しない者

三　その業務を行う役員（法人でない団体で代表者又は管理人の定めのあるものの代表者又は管理人の定めのあるものを含む。以下この条において同じ。）のうちに、次のいずれかに該当する者があるもの

イ　禁錮以上の刑に処せられ、その執行を終わり、又は執行を受けることがなくなった日から2年を経過しない者

ロ　第48条第一項の規定により認定を取り消された法人において、その取消しの日前30日以内にその役員であった者でその取消しの日から2年を経過しない者

（認定の基準）

第39条　主務大臣は、第37条第1項の認定の申請が次の各号のいずれにも適合していると認めるときでなければ、その認定をしてはならない。

一　第37条第1項各号に掲げる業務を適正かつ確実に行うに必要な業務の実施の方法が定められているものであること

二　第37条第1項各号に掲げる業務を適正かつ確実

参考資料

に行うに足りる知識及び能力並びに経理的基礎を有するものであること

三　第37条第1項各号に掲げる業務以外の業務を行っている場合には、その業務を行うことによって同項各号に掲げる業務が不公正になるおそれがないものであること

（廃止の届出）

第40条　第37条第1項の認定を受けた者（以下「認定個人情報保護団体」という。）は、その認定に係る業務（以下「認定業務」という。）を廃止しようとするときは、政令で定めるところにより、あらかじめ、その旨を主務大臣に届け出なければならない。

2　主務大臣は、前項の規定による届出があったときは、その旨を公示しなければならない。

（対象事業者）

第41条　認定個人情報保護団体は、当該認定個人情報保護団体の構成員である個人情報取扱事業者又は認定業務の対象となることについて同意を得た個人情報取扱事業者を対象事業者としなければならない。

2　認定個人情報保護団体は、対象事業者の氏名又は名称を公表しなければならない。

（苦情の処理）

第42条　認定個人情報保護団体は、本人等から対象事業者の個人情報の取扱いに関する苦情について解決の申出があったときは、その相談に応じ、申出人に必要な助言をし、その苦情に係る事情を調査するとともに、当該対象事業者に対し、その苦情の内容を通知してその迅速な解決を求めなければならない。

2　認定個人情報保護団体は、前項の申出に係る苦情の解決について必要があると認めるときは、当該対象事業者に対し、文書若しくは口頭による説明を求め、又は資料の提出を求めることができる。

3　対象事業者は、認定個人情報保護団体から前項の規定による求めがあったときは、正当な理由がないのに、これを拒んではならない。

（個人情報保護指針）

第43条　認定個人情報保護団体は、対象事業者の個人情報の適正な取扱いの確保のために、利用目的の特定、安全管理のための措置、本人の求めに応じる手続その他の事項に関し、この法律の規定の趣旨に沿った指針（以下「個人情報保護指針」という。）を作成し、公表するよう努めなければならない。

2　認定個人情報保護団体は、前項の規定により個人情報保護指針を公表したときは、対象事業者に対し、当該個人情報保護指針を遵守させるため必要な指導、勧告その他の措置をとるよう努めなければならない。

参考資料

（目的外利用の禁止）
第44条　認定個人情報保護団体は、認定業務の実施に際して知り得た情報を認定業務の用に供する目的以外に利用してはならない。

（名称の使用制限）
第45条　認定個人情報保護団体でない者は、認定個人情報保護団体という名称又はこれに紛らわしい名称を用いてはならない。

（報告の徴収）
第46条　主務大臣は、この節の規定の施行に必要な限度において、認定個人情報保護団体に対し、認定業務に関し報告をさせることができる。

（命　令）
第47条　主務大臣は、この節の規定の施行に必要な限度において、認定個人情報保護団体に対し、認定業務の実施の方法の改善、個人情報保護指針の変更その他の必要な措置をとるべき旨を命ずることができる。

（認定の取消し）
第48条　主務大臣は、認定個人情報保護団体が次の各号のいずれかに該当するときは、その認定を取り消すことができる。
一　第38条第一号又は第三号に該当するに至ったとき

二　第39条各号のいずれかに適合しなくなったとき
三　第44条の規定に違反したとき
四　前条の命令に従わないとき
五　不正の手段により第37条第１項の認定を受けたとき
２　主務大臣は、前項の規定により認定を取り消したときは、その旨を公示しなければならない。

（主務大臣）
第49条　この節の規定における主務大臣は、次のとおりとする。ただし、内閣総理大臣は、この節の規定の円滑な実施のため必要があると認める場合は、第37条第１項の認定を受けようとする者のうち特定のものについて、特定の大臣等を主務大臣に指定することができる。
一　設立について許可又は認可を受けている認定個人情報保護団体（第37条第一項の認定を受けようとする者を含む。次号において同じ。）については、その設立の許可又は認可をした大臣等
二　前号に掲げるもの以外の認定個人情報保護団体については、当該認定個人情報保護団体の対象事業者が行う事業を所管する大臣等
２　内閣総理大臣は、前項ただし書の規定により主務大臣を指定したときは、その旨を公示しなければなら

参考資料

第5章 雑則

（適用除外）

第50条 個人情報取扱事業者のうち次の各号に掲げる者については、その個人情報を取り扱う目的の全部又は一部がそれぞれ当該各号に規定する目的であるときは、前章の規定は、適用しない。

一 放送機関、新聞社、通信社その他の報道機関（報道を業として行う個人を含む。） 報道の用に供する目的

二 著述を業として行う者 著述の用に供する目的

三 大学その他の学術研究を目的とする機関若しくは団体又はそれらに属する者 学術研究の用に供する目的

四 宗教団体 宗教活動（これに付随する活動を含む。）の用に供する目的

五 政治団体 政治活動（これに付随する活動を含む。）の用に供する目的

2 前項第一号に規定する「報道」とは、不特定かつ多数の者に対して客観的事実を事実として知らせること（これに基づいて意見又は見解を述べることを含む。）をいう。

3 第1項各号に掲げる個人情報取扱事業者は、個人データの安全管理のために必要かつ適切な措置、個人情報の取扱いに関する苦情の処理その他の個人情報の適正な取扱いを確保するために必要な措置を自ら講じ、かつ、当該措置の内容を公表するよう努めなければならない。

（地方公共団体が処理する事務）

第51条 この法律に規定する主務大臣の権限に属する事務は、政令で定めるところにより、地方公共団体の長その他の執行機関が行うことができる。

（権限又は事務の委任）

第52条 この法律により主務大臣の権限に属する事項は、政令で定めるところにより、その所属の職員に委任することができる。

（施行の状況の公表）

第53条 内閣総理大臣は、関係する行政機関（法律の規定に基づき内閣に置かれる機関（内閣府を除く。）及び内閣の所轄の下に置かれる機関、内閣府、宮内庁、内閣府設置法（平成11年法律第89号）第49条第1項及び第2項に規定する機関並びに国家行政組織法（昭和23年法律第120号）第3条第2項に規定する機関をいう。次条において同じ。）の長に対し、この法律の施行の状況について報告を求めることができる。

参考資料

2 内閣総理大臣は、毎年度、前項の報告を取りまとめ、その概要を公表するものとする。

（連絡及び協力）
第54条 内閣総理大臣及びこの法律の施行に関係する行政機関の長は、相互に緊密に連絡し、及び協力しなければならない。

（政令への委任）
第55条 この法律に定めるもののほか、この法律の実施のため必要な事項は、政令で定める。

第6章 罰則

第56条 第34条第2項又は第3項の規定による命令に違反した者は、6月以下の懲役又は30万円以下の罰金に処する。

第57条 第32条又は第46条の規定による報告をせず、又は虚偽の報告をした者は、30万円以下の罰金に処する。

第58条 法人（法人でない団体で代表者又は管理人の定めのあるものを含む。以下この項において同じ。）の代表者又は法人若しくは人の代理人、使用人その他の従業者が、その法人又は人の業務に関して、前2条の違反行為をしたときは、行為者を罰するほか、その法人又は人に対しても、各本条の罰金刑を科する。

2 法人でない団体について前項の規定の適用がある場合には、その代表者又は管理人が、その訴訟行為につき法人を被告人又は被疑者とする場合の刑事訴訟に関する法律の規定を準用する。

第59条 次の各号のいずれかに該当する者は、10万円以下の過料に処する。
一 第40条第1項の規定による届出をせず、又は虚偽の届出をした者
二 第45条の規定に違反した者

附則

（施行期日）
第1条 この法律は、公布の日から施行する。ただし、第4章から第6章まで及び附則第2条から第6条までの規定は、公布の日から起算して2年を超えない範囲内において政令で定める日から施行する。

（本人の同意に関する経過措置）
第2条 この法律の施行前になされた本人の個人情報の取扱いに関する同意がある場合において、その同意が第15条第1項の規定により特定される利用目的以外の目的で個人情報を取り扱うことを認める旨の同意に相当するものであるときは、第16条第1項又は第2項

—159—

参考資料

の同意があったものとみなす。

第3条　この法律の施行前になされた本人の個人情報の取扱いに関する同意がある場合において、その同意が第23条第1項の規定による個人データの第三者への提供を認める旨の同意に相当するものであるときは、同項の同意があったものとみなす。

（通知に関する経過措置）

第4条　第23条第2項の規定により本人に通知し、又は本人が容易に知り得る状態に置かなければならない事項に相当する事項について、この法律の施行前に、本人に通知されているときは、当該通知は、同項の規定により行われたものとみなす。

第5条　第23条第4項第三号の規定により本人に通知し、又は本人が容易に知り得る状態に置かなければならない事項に相当する事項について、この法律の施行前に、本人に通知されているときは、当該通知は、同号の規定により行われたものとみなす。

（名称の使用制限に関する経過措置）

第6条　この法律の施行の際、現に認定個人情報保護団体という名称又はこれに紛らわしい名称を用いている者については、第45条の規定は、同条の規定の施行後6月間は、適用しない。

（内閣府設置法の一部改正）

第7条　内閣府設置法の一部を次のように改正する。

第4条第3項第三十八号の次に次の一号を加える。
　三十八の二　個人情報の保護に関する基本方針（個人情報の保護に関する法律（平成15年法律第57号）第7条第1項に規定するものをいう。）の作成及び推進に関すること。

第38条第1項第一号中「並びに市民活動の促進」を「、市民活動の促進並びに個人情報の適正な取扱いの確保」に改め、同項第三号中「（昭和48年法律第121号）」の下に「及び個人情報の保護に関する法律」を加える。

—160—

参考資料

個人情報の保護に関する法律施行令 〈政令第507号〉

内閣は、個人情報の保護に関する法律（平成15年法律第57号）第2条第2項第二号、第3項第四号及び第5項、第24条第1項第四号、第25条第1項及び第3項、第37条第2項、第40条第1項、第51条、第52条並びに第55条の規定に基づき、この政令を制定する。

（個人情報データベース等）
第1条 個人情報の保護に関する法律（以下「法」という。）第2条第2項第二号の政令で定めるものは、これに含まれる個人情報を一定の規則に従って整理することにより特定の個人情報を容易に検索することができるように体系的に構成した情報の集合物であって、目次、索引その他検索を容易にするためのものを有するものをいう。

（個人情報取扱事業者から除外される者）
第2条 法第2条第3項第五号の政令で定める者は、その事業の用に供する個人情報データベース等を構成する個人情報によって識別される特定の個人の数（当該個人情報データベース等の全部又は一部が他人の作成に係る個人情報データベース等で個人情報として氏名又は住所若しくは居所（地図上又は電子計算機の映像面上において住所又は居所の所在の場所を示す表示を含む。）若しくは電話番号のみが含まれる場合であって、これを編集し、又は加工することなくその事業の用に供するときは、当該個人情報データベース等の全部又は一部を構成する個人情報によって識別される特定の個人情報（本人の数を除く。）の合計が過去6月以内のいずれの日においても5千を超えない者とする。

（保有個人データから除外されるもの）
第3条 法第2条第5項の政令で定めるものは、次に掲げるものとする。

一 当該個人データの存否が明らかになることにより、本人又は第三者の生命、身体又は財産に危害が及ぶおそれがあるもの

二 当該個人データの存否が明らかになることにより、違法又は不当な行為を助長し、又は誘発するおそれがあるもの

三 当該個人データの存否が明らかになることにより、国の安全が害されるおそれ、他国若しくは国際機関との信頼関係が損なわれるおそれ又は他国

— 161 —

参考資料

若しくは国際機関との交渉上不利益を被るおそれがあるもの

四　当該個人データの存否が明らかになることにより、犯罪の予防、鎮圧又は捜査その他の公共の安全と秩序の維持に支障が及ぶおそれがあるもの

（保有個人データから除外されるものの消去までの期間）

第4条　法第2条第5項の政令で定める期間は、6月とする。

（保有個人データの適正な取扱いの確保に関し必要な事項）

第5条　法第24条第1項第四号の政令で定めるものは、次に掲げるものとする。

一　当該個人情報取扱事業者が行う保有個人データの取扱いに関する苦情の申出先

二　当該個人情報取扱事業者が認定個人情報保護団体の対象事業者である場合にあっては、当該認定個人情報保護団体の名称及び苦情の解決の申出先

（個人情報取扱事業者が保有個人データを開示する方法）

第6条　法第25条第1項の政令で定める方法は、書面の交付による方法（開示の求めを行った者が同意した方法があるときは、当該方法）とする。

（開示の求めを受け付ける方法）

第7条　法第29条第1項の規定により個人情報取扱事業者が開示等の求めを受け付ける方法として定めることができる事項は、次に掲げるとおりとする。

一　開示等の求めの申出先

二　開示等の求めに際して提出すべき書面（電子的方式、磁気的方式その他人の知覚によっては認識することができない方式で作られる記録を含む。）の様式その他の開示等の求めの方式

三　開示等の求めをする者が本人又は次条に規定する代理人であることの確認の方法

四　法第30条第1項の手数料の徴収方法

（開示等の求めをすることができる代理人）

第8条　法第29条第3項の規定により開示等の求めをすることができる代理人は、次に掲げる代理人とする。

一　未成年者又は成年被後見人の法定代理人

二　開示等の求めをすることにつき本人が委任した代理人

（認定個人情報保護団体の認定の申請）

第9条　法第37条第2項の規定による申請は、次に掲げる事項を記載した申請書を主務大臣に提出してしなければならない。

一　名称及び住所並びに代表者又は管理人の氏名

参考資料

二　認定の申請に係る業務を行おうとする事務所の所在地

三　認定の申請に係る業務の概要

2　前項の申請書には、次に掲げる書類を添付しなければならない。

一　定款、寄附行為その他の基本約款

二　認定を受けようとする者が法第38条各号の規定に該当しないことを誓約する書面

三　認定の申請に係る業務の実施の方法を記載した書類

四　認定の申請に係る業務を適正かつ確実に行うに足りる知識及び能力を有することを明らかにする書類

五　最近の事業年度における事業報告書、貸借対照表、収支決算書、財産目録その他の経理的基礎を有することを明らかにする書類（申請の日の属する事業年度に設立された法人にあっては、その設立時における財産目録）

六　役員の氏名、住所及び略歴を記載した書類

七　対象事業者の氏名又は名称を記載した書類及び当該対象事業者が認定を受けようとする者の構成員であること又は認定を受けようとする者の認定の申請に係る業務の対象となることについて同意した者であることを証する書類

八　認定の申請に係る業務以外の業務を行っている場合は、その業務の種類及び概要を記載した書類

九　その他参考となる事項を記載した書類

3　認定個人情報保護団体は、第1項第一号若しくは第二号に掲げる事項又は前項第二号から第四号まで、第六号若しくは第八号に掲げる事項を記載した書類に変更があったときは、遅滞なく、その旨（同項第三号に掲げる書類に記載した事項に変更があったときは、その理由を含む。）を記載した届出書を主務大臣に提出しなければならない。

第10条　認定個人情報保護団体は、認定業務を廃止しようとするときは、廃止しようとする日の3月前までに、次に掲げる事項を記載した届出書を主務大臣に提出しなければならない。

一　名称及び住所並びに代表者又は管理人の氏名

二　法第42条第1項の申出の受付を終了しようとする日

三　認定業務を廃止しようとする日

四　認定業務を廃止する理由

（地方公共団体の長等が処理する事務）

第11条　法第32条から第34条までに規定する主務大臣

—163—

参考資料

の権限に属する事務は、個人情報取扱事業者が行う事業であって当該主務大臣が所管するものについての報告の徴収、検査、勧告その他の監督に係る権限に属する事務の全部又は一部が他の法令の規定により地方公共団体の長その他の執行機関（以下この条において「地方公共団体の長等」という。）が行うこととされているときは、当該地方公共団体の長等が行う。この場合において、当該事務を行うこととなる地方公共団体の長等が二以上あるときは、法第32条及び第33条に規定する主務大臣の権限に属する事務は、各地方公共団体の長等がそれぞれ単独に行うことを妨げない。

2　法第37条、第40条及び第46条から第48条までに規定する主務大臣の権限に属する事務は、認定個人情報保護団体（法第37条第1項の認定を受けようとする者を含む。）であってその設立の許可又は認可に係る主務大臣の権限に属する事務が他の法令の規定により地方公共団体の長等が行うこととされているときは、当該地方公共団体の長等が行う。

3　第1項の規定は、主務大臣が自ら同項に規定する事務を行うことを妨げない。

4　第1項の規定により同項に規定する主務大臣の権限に属する事務を行った地方公共団体の長等は、速やかに、その結果を主務大臣に報告しなければならない。

5　第1項及び第2項に規定する場合においては、法及びこの政令中これらの規定に規定する事務に係る主務大臣に関する規定は、地方公共団体の長等に関する規定として地方公共団体の長等に適用があるものとする。

（権限又は事務の委任）

第12条　主務大臣は、法第52条の規定により、内閣府設置法（平成11年法律第89号）第49条第1項の庁の長、国家行政組織法（昭和23年法律第120号）第3条第2項の庁の長又は警察庁長官に法第32条から第34条で、第37条、第39条、第40条及び第46条から第48条までに規定する権限又は事務のうちその所掌に係るものを委任することができる。

2　主務大臣（前項の規定によりその権限又は事務が内閣府設置法第49条第1項の庁の長又は国家行政組織法第3条第2項の庁の長に委任された場合にあっては、その庁の長）は、法第52条の規定により、内閣府設置法第17条第1項若しくは第53条の官房、局若しくは部の長、同法第17条第1項若しくは第62条第1項若しくは第2項の職、同法第43条若しくは第57条の地方支分部局の長又は国家行政組織法第7条の官房、局若しくは部の長、同法第9条の地方支分部局の長若しくは同法第20条第1項若しくは第2項の職に法第32条から第34条

参考資料

で、第37条、第39条、第40条及び第46条から第48条までに規定する権限又は事務のうちその所掌に係るものを委任することができる。

3 警察庁長官は、法第52条の規定により、警察法（昭和29年法律第162号）第19条第1項の長官官房若しくは局、同条第2項の部又は同法第30条第1項の地方機関の長に第1項の規定により委任された権限又は事務を委任することができる。

4 主務大臣、内閣府設置法第49条第1項の庁の長、国家行政組織法第3条第2項の庁の長又は警察庁長官は、前3項の規定により権限又は事務を委任しようとするときは、委任を受ける職員の官職、委任する権限又は事務及び委任の効力の発生する日を公示しなければならない。

（主務大臣による権限の行使）

第13条 個人情報取扱事業者が行う個人情報の取扱いについて、法第36条第1項の規定による主務大臣が二以上あるときは、法第32条及び第33条に規定する主務大臣の権限は、各主務大臣がそれぞれ単独に行使することを妨げない。

2 前項の規定によりその権限を単独に行使した主務大臣は、速やかに、その結果を他の主務大臣に通知するものとする。

附　則　（平成16年政令第389号）

この政令は、公布の日から施行する。ただし、第5条から第13条までの規定は、平成17年4月1日から施行する。

附　則

この政令は、公布の日から施行し、この政令による改正後の個人情報の保護に関する法律施行令第2条の規定は、平成16年10月1日から適用する。

参考資料

3　個人情報の廃棄作業は院長とスタッフの代表とで行う。

第9章　罰　則

(罰　則)
第22条　当院は、本規定に違反したスタッフに対して就業規則にもとづき懲戒を行うことがある。
2　懲戒の手続きは「○○歯科医院就業規則」に定める。

第10章　規定の改廃

(規定の改廃)
第23条　この規定の改廃は、少なくとも2年に1回、個人情報管理責任者である院長が行う。法令、ガイドライン等の改正および改訂のあった場合には、遅滞なく、本規則も改訂を行うものとする。

(附　則)
本規則は、○年○月○日より効力を有す。

参考資料

(研修の実施)
第17条 個人情報管理責任者は、当院スタッフに対して、個人情報保護計画にもとづき個人情報保護に関する研修を行い、「個人情報保護法およびガイドライン」とともに「○○歯科医院個人情報取扱規則」を配布する。各自よく理解し遵守することとする。
2 個人情報管理責任者は、次のような研修を必要に応じて行わなければならない。研修の内容は以下のとおりである。
 1) 個人情報保護法の内容
 2) 個人情報保護方針、各種規則の内容と各スタッフの役割
 3) 情報機器の利用方法
 4) セキュリティ管理教育
 5) 個人情報の預託先の調査と監査
 6) 個人情報の漏えい事故等が発生した場合の対応
3 個人情報管理責任者は、前項の研修を効果的に行い、スタッフに個人情報の重要性を自覚させる手順・方法を確立し維持しなければならない。
(文書の管理)
第18条 個人情報管理責任者は、この規定にもとづき作成される文書(電磁的記録を含む)を管理しなければならない。
(本規定等の見直し)
第19条 個人情報管理責任者は、監査報告書およびその他の経営環境等に照らして、適切な個人情報の保護を維持するために、少なくとも年1回本規定および本規定にもとづく個人情報保護対策を見直すものとする。

第7章 個人情報管理責任者の職務

(個人情報の特定とリスク調査)
第20条 個人情報管理責任者は、当院が保有するすべての個人情報を特定し、危機を調査・分析するための手順・方法をスタッフと共に確立し、維持しなければならない。
2 個人情報管理責任者は医院内にある個人情報を特定し、個人情報に関する危険要因(個人情報への不正アクセス、個人情報の紛失、破壊、改ざんおよび漏えい等)を調査・分析の上、適切な保護措置を講じない場合の影響を認識し、必要な対策を策定し、維持しなければならない。
(法令およびその他の法規範)
第21条 個人情報管理責任者は、個人情報に関する法令およびその他の法規範を特定し、参照できる手順を確立し、維持しなければならない。

第8章 廃 棄

(個人情報の廃棄)
第22条 個人情報を廃棄する場合は、匿名化もしくは、適切な廃棄物処理業者に廃棄を委託する。
2 情報機器廃棄に関する詳細の規定は当院の「情報機器取扱規則」に定める。個人情報を記録したコンピュータを廃棄するときは、データ抹消のためのソフトウェア等を使用して個人情報を消去し、フロッピー、CD、MO等の記憶媒体は物理的に破壊する。

る。
2 患者・関係者から、個人情報の開示、当該情報の訂正、追加、削除、利用停止等の希望を受けた場合は、受付責任者または院長が窓口となり、すみやかに処理しなければならない。開示および苦情の受付に関しては、当院の「開示窓口規則」「苦情窓口規則」にそれぞれ記載する。
(個人情報の安全性の確保)
第11条 院長は、個人情報への不当なアクセスまたは個人情報の紛失、破壊、改ざん、漏えい等の危険に対して、安全管理措置を講ずるものとし、当医院各種規則に記載する。
(個人情報の委託処理等に関する措置)
第12条 業務委託を行う場合には、委託契約において当医院において定める安全管理措置の内容を契約に盛り込み、委託先の義務とする。
2 再委託に関しては、できるだけ行わないほうが望ましいが、行う場合には、再委託先の業者が個人情報を適切に取扱っていることを確認できるよう契約において責任を明確にし、委託先の義務とする。
3 委託先において、契約に盛り込んだ安全管理に関する事項が遵守されているかどうかを定期的に確認する。
(個人情報の第三者への提供)
第13条 個人情報の第三者への提供は患者本人の同意がない場合は禁止する。例外として、以下の場合には第三者に提供することがある。
　①令状等により要求された場合(届出、通知)
　②公衆衛生、児童の健全育成に特に必要な場合(疫学調査等)
　③人の生命、身体または財産の保護に必要な場合
2 第三者への提供は、原則として院長の承諾を得て、必要な措置を講じた後でなければならない。
(個人情報の共同利用)
第14条 個人情報を第三者との間で共同利用する場合、担当者は院長に届け出たのち患者本人の同意を得なければならない。

第5章　自己情報に関する患者本人からの諸請求に対する対応

(自己情報に関する権利)
第15条 当院が保有している個人情報について、患者およびその代理人から説明、開示を求められた場合、診療内容に関する事項に対しては、遅滞なく当医院が保有している患者の診療に関する個人情報を、患者の希望する方法で説明、開示しなければならない。開示に関する詳細の規定は当院の「開示窓口規則」に定める。

第6章　管理組織・体制

(個人情報管理責任者)
第16条 個人情報管理責任者は、個人情報の保護についての統括的責任と権限を有する責任者であって、当院では院長がこれを務める。
2 個人情報管理責任者である院長は、必要な個人情報保護についての業務をスタッフに行わせ、これを管理・監督しなければならない。

参考資料

(収集方法の制限)
第5条 個人情報の収集は、適法、かつ公正な手段（第8条に記載）によって行わなければならない。
(個人情報を収集する目的)
第6条 患者本人および関係者から個人情報を取得する目的は、患者本人に対する歯科診療の提供、医療保険事務、および当院の会計処理もしくは、認証を受ける場合等において利用するためである。スタッフについての個人情報収集の目的は雇用管理のためである。
2　通常の業務で想定される個人情報の利用目的（別表）はインターネットホームページ、ポスターの掲示、パンフレットの配布、説明会の実施等にて広報する。
(個人情報を収集する方法)
第7条 患者本人および関係者から個人情報を取得する方法は以下のとおりである。
1) 患者本人の申告および提供
2) 直接の問診または面談
3) 患者家族、知人、目撃者、救急隊員、関係者等からの提供
4) 他の医療機関・介護施設等からの紹介状等による提供
5) 未成年（15歳未満）の個人情報については、診療に関して必要な事項以外は原則として保護者等の法定代理人から提供を受けるものとする。
6) その他の場合は、患者本人、もしくは家族の（意識不明・認知症等で判断できない時）同意を得て収集する。

第3章　個人情報の利用

(利用範囲の制限)
第8条 個人情報の利用は、原則として収集目的の範囲内で、具体的な業務に応じ権限を与えられた者が、業務の遂行上必要な限りにおいて行うものとする。
2　院長の承諾を得ないで、個人情報の目的外利用、第三者への提供・預託、通常の利用場所からの持ち出し、外部への送信等の個人情報の漏えい行為をしてはならない。
3　当医院スタッフは、業務上知り得た個人情報の内容をみだりに第三者に知らせ、または不当な目的に使用してはならない。その業務に係る職を退いた後も、同様とする。
(利用目的の同意)
第9条 公表している個人情報の利用目的に関して、患者本人から特に申出がない場合には、厚生労働省ガイドライン（医療・介護関係事業者における個人情報の適切な取扱いのためのガイドライン、以下ガイドラインという）にもとづき、利用目的について同意が得られたものとして取扱うことができる。
2．ただし、患者本人より申出があり、同意が得られなかったものに関しては、各必要法令等を参照のうえ、できるだけ患者本人の要望にそうよう努めるものとする。この患者からの申出に関する詳細の規定は当院の「苦情窓口規則」に定める。

第4章　個人情報の適正管理

(個人情報の正確性の確保)
第10条 院長は、個人情報を利用目的に応じ必要な範囲内において、正確かつ最新の状態で管理しなければならない。診療情報に関する管理は当院の「文書管理規則」に記載す

参考資料

サンプル ○○歯科医院個人情報保護規則

第1章 総則

（目　的）
第1条 この規則は、○○歯科医院の個人情報保護方針にもとづいて、当院が取り扱う個人情報の適切な保護のための基本規則であり、本規則にもとづき「個人情報保護対策」を策定し、実施、評価、改善を行うとともに、当院スタッフはこの規則に従って個人情報を保護していかなければならない。
（本規則の対象）
第2条 この規則は、当院にて保有するすべての個人情報を対象とする。
（定　義）
第3条 この規則において、次の各号に掲げる用語の意義は、当該各号に定めるところによる。
(1) 個人情報
　生存する個人に関する情報であって、当該情報に含まれる氏名、生年月日その他の記述等により特定の個人を識別することができるもの（他の情報と容易に照合することができ、それにより特定の個人を識別することができることとなるものを含む）をいう。ただし、医療においては死者の情報も個人情報保護の対象とすることが求められており、当院では個人情報と同様に取り扱う。
(2) スタッフ
　歯科医師、歯科技工士、歯科衛生士、助手、パートタイマー、派遣労働者、委託契約にもとづき当院施設内で当院の業務を行う者をいう。
(3) 診療記録等
　診療の過程で患者本人の身体状況、症状、治療等に関して作成または収集された書面・画像・モデル等の一切をいう。当院において該当する主なものは以下のとおりである。
診療録、処方箋、手術記録、エックス線写真、口腔写真、作業模型・モデル、紹介状、治療計画書、訪問診療記録、技工指示書、衛生士業務記録、居宅サービス計画書等の診療記録。請求書、領収書、クレジット控、歯科ローン控、日計表、自由診療契約書等の記録。
(4) スタッフ情報
　スタッフに関する情報（採用時の履歴書・身上書、従業員名簿、出勤簿、検診記録等）。
(5) 委　託
　当医院以外の者に、データ処理等のために当医院が保有する個人情報を預けることをいう。ただし、当院においては清掃及びレセプト計算のために外部スタッフに依頼することも委託として扱う。

第2章　個人情報の収集

（収集の原則）
第4条 個人情報の収集は、収集目的（第7条に記載）を明確に定め、その目的の達成に必要な限度において行わなければならない。

参考資料

1. 乙が機密情報を漏えいしまたは開示目的を超えもしくは開示目的と異なる目的で機密情報を加工、利用、複写、複製した場合（以下「漏えい等」という）には、直ちに、その旨を甲に報告しなければならない。
2. 漏えい等の場合、乙は甲が要求するすべての事項について直ちに調査を行い、甲に報告しなければならない。また甲の指示に従い、漏えいを防止し、開示目的外での利用を停止する措置をとらなければならない。
3. 漏えい等の場合、乙は、甲が指定する方法、時期及び内容で、漏えい等にかかる事実を公表しなければならない。

第10条　責任分担
1. 乙は自らの故意または過失により、秘密情報の漏えい等の事故が生じた場合には、速やかに甲に対しこれを報告し、適切な措置を講じるものとする。
2. 乙は、前項の事故により、甲の本人等（機密情報の主体）に対する損害賠償等の責任が生じた場合には、これを負担するものとする。
3. 漏えい等を原因とした甲から第三者への賠償において、甲と第三者が合理的基準により定めた金額または甲が合理的基準にもとづき第三者に提示した金額について、乙は甲に対し異議を述べないものとする。

第11条　他の契約との関係
　本契約の締結以前に交わされた甲と乙間の書面または口頭による合意が本契約と矛盾し、または条件が異なる場合には矛盾抵触する部分について、本契約の条件が優先するものとする。

第12条　有効期間
　本契約は締結の日（締結の日以前に機密情報が提供されている場合には最初に提供された日）から、開示目的が完全に履行されもしくは履行が不可能となったと甲が認めた日もしくは本契約の定めに従った機密情報の返却または廃棄が完全に履行された日のいずれか遅いほうの日まで有効とする。またその後も、監査、事故報告、損害賠償、正本、準拠法、裁判管轄に関する条項は引き続き有効とする。

第13条　裁判管轄
　本契約に関し甲と乙との間で生じた一切の紛争に関しては、甲の住所地における地方裁判所もしくは簡易裁判所を専属管轄裁判所とする。
　以上本契約の成立を証するため、本書を２通作成の上、甲・乙各１通を保有するものとする。

　　　　平成　　　年　　月　　日

　　　　　　　　　　　　　　　　甲：医療法人〇〇歯科医院
　　　　　　　　　　　　　　　　　京都市中京区〇×町１００番地
　　　　　　　　　　　　　　　　　　院　　長　〇　〇　〇　〇　　印
　　　　　　　　　　　　　　　　乙：株式会社　〇　×　情報サービス
　　　　　　　　　　　　　　　　　東京都中央区△△１－２－３
　　　　　　　　　　　　　　　　　　代表取締役　□　□　□　□　　印

　　　＊この契約書は、データを預けるレンタルサーバーを想定したものです。

あっても、開示目的の履行を第三者に委託してはならない。
2．乙は前項による甲の許諾を得た場合であっても、本契約上の義務を免れることはない。また乙は、書面により、再委託先に少なくとも本契約に規定するのと同等以上の義務を負わせなければならない。

第6条　機密情報の取扱い
1．乙は、機密情報について、その安全の保持するため、少なくとも以下の安全管理措置を実施しなければならない。
　①従業者（乙の業務に従事する役員も含む。本契約において以下同じ。）の責任と権限を明確に定め、安全管理に対する規定や手順書を整備運用し、その実施状況を確認すること
　②従業者と機密情報の機密の保持に関する契約（従業員の退職後も機密情報についての機密保持義務を負わせるものであることを要する。また甲が契約様式を指定した場合にはこれを使用すること）を締結し、機密情報の安全な取扱いのための教育・訓練を行うこと
　③乙が業務を行う場所すべてにおける入退館管理、盗難等の防止措置、機密情報を取り扱う機器・装置等の物理的な保護を行うこと
　④機密情報及びそれを取り扱う情報システムへのアクセス制御、不正ソフトウェア対策、情報システムの監視を行うこと
2．乙は、甲が要求した場合には、前各項の安全管理措置が実施されていることを自ら確認し、甲に対し書面（甲が様式を指定した場合にはこれを使用すること）によりその具体的内容を報告しなければならない。
3．乙は機密情報を開示目的の履行のために必要となる最小限の従業者にのみ開示するものとする。
4．乙は、甲が求めたときには、前項の従業員の中から、機密情報の管理責任者を選任し、その氏名を乙に通知しなければならない。選任の後の管理責任者について異動があったときも同様とする。

第7条　返却及び廃棄
1．乙は、原契約の履行が完了した場合には、甲の指示に従い、甲から提供を受けた機密情報及びその複製物ならびに複写物のすべてを甲に返還し、または廃棄しなければならない。
2．乙のコンピュータのハードディスク等に記録されている機密情報等、乙が甲に引き渡すことが困難な情報や、乙やその従業者が業務遂行に際して作成した機密情報を含むメモ・ノート・手控え等については、甲の承諾を得てかかる情報を廃棄することにより、前項の引き渡しに代えることができる。
3．乙が前項の処理を行った場合は、速やかに、甲に対してその証明となるものを発行しなければならない。

第8条　監査
1．甲は乙における機密情報の取扱状況を監査することができる。
2．乙は前項の監査のために甲が乙の事業所への立ち入り、書類の閲覧、書類の写しの交付または従業者への質問を希望した場合には、これに協力しなければならない。

第9条　事故報告

参考資料

(サンプル) 機密保持契約書

　医療法人○○歯科医院(以下「甲」という)と株式会社○×情報サービス(以下「乙」という)は、甲乙間において締結した平成　年　月　日付　業務委託契約(以下「原契約」という)にもとづき、甲が乙に開示する情報についてその機密を保持することを目的として、本機密保持契約書(以下「本契約」という)を締結する。

第1条　機密情報の定義
1. 本契約において「機密情報」とは、本契約の締結の前後、口頭、書面等の伝達手段、甲が機密と指定したか否かを問わず、甲が乙に開示した一切の情報をいう。
2. 本契約において「個人情報」とは生存する個人に関する情報であって、当該情報に含まれる氏名、生年月日、その他の記述等により特定の個人を識別できるもの(他の情報と容易に照合することができ、それにより特定の個人を識別することができることとなるものを含む)をいう。
3. 本契約において機密情報は「個人情報」を含むものとする。

第2条　除外事項
　本契約においては、以下の各号に該当することを乙が書面をもって証明できる情報は機密情報に該当しないものとする。ただし、②から④に該当する情報であっても個人情報はこの限りでない。
①本契約締結後、甲が書面により機密情報から除外することに同意した情報
②開示以前に公知であった情報及び開示以降乙の責めに帰せずして公知となった情報
③乙が独自に開発した情報
④乙が機密保持義務を負うことなく甲以外の第三者から適法かつ正当に入手した情報
⑤乙が原契約の締結前にすでに保有していた情報

第3条　機密保持
1. 乙は機密情報が甲の重要な患者様情報であり、万が一機密情報が漏えいした場合には、甲に回復不可能な損害が発生することを認識し、理解したものとする。
2. 乙は、機密情報について厳にその機密を保持し、第三者に漏えいしないものとする。
3. 乙が、公務員、弁護士、会計士、税理士等法律上守秘義務を負うものに対して機密情報を開示する合理的必要が生じた場合には、開示に先立ちその旨を甲に報告するものとする。捜索、差押等法律上の強制力を伴う手段にもとづく開示であって、開示に先立つ報告が行えなかった場合には、乙は開示後直ちに甲に報告するものとする。

第4条　利用目的
1. 乙は、機密情報が、甲が乙に対する機密情報の開示のつど有しまたは意図している開示の目的(以下「開示目的」という)のためにのみ開示されていることを認識し、理解したものとする。
2. 乙は、開示目的を履行するため以外には、機密情報を、加工、利用、複写、複製してはならない。

第5条　外部委託
1. 乙は甲から書面によって明示的に許諾を得た場合以外には、いかなる理由のためで

参考資料

個人情報漏えい等に関する報告

報告日：平成〇年〇月〇日
報告者：〇〇歯科医院
（連絡先：XX-XXXX-XXXX　〇〇太郎）

①	事業者名	〇〇歯科医院
②	発覚日	平成〇年〇月〇日
③	事案の類型と概要 （類型とは主要なもの、重複選択可）	□a.不適切な運用（16条、23条）　■b.安全管理措置（20条）、■c.従業者の監督（21条）　□d.委託先の監督（22条）、□e.内部犯行、■f.盗難、□g.その他（　　　） 概要：（医院あらしの被害による、業務用パソコンの盗難および、日計表、カルテ、患者名簿
④	流出データの媒体、項目及び件数	【媒体（数）】　業務用パソコン3台 【データ項目】　■氏名、■住所、■電話番号、□メールアドレス、□銀行口座□クレジットカード番号、■保険証番号、■保険組合名、■家族の名前、□勤務先名、■携帯番号、■その他 【件数】　約4000人分（確定次第再度連絡）
⑤	警察への届出	■有　　□無
⑥	経緯	〇月〇日　　午前8時頃　　　　出勤してきた衛生士が、医院内の異変に気づく。 　　　　　　午前8時30分頃　出勤してきた院長に報告 　　　　　　午前9時頃　　　警察への連絡 　　　　　　　　　　　　　　県の所管課への電話連絡、指示を仰ぐ。 　　　　　　午前中　　　　　カルテの枚数確認、日計表当月分盗難、その他被害の確認、流出データの件数把握（ただし、保険証コピーに写っていた家族数が把握できないため、確定数ではない） 〇月×日　　現在　　　　　警察による捜査中、発見には至っていません。
⑦	二次被害の報告	現時点の、データ悪用の連絡はありません。
⑧	本人への対応	データ流出の患者様に対して、電話連絡済。順次、戸別訪問の上、事情説明および、対策（二次被害）をご説明し、お詫びの予定。
⑨	事案の公表	医院に事情説明の案内の貼りだしと、ホームページへの掲載。 新聞発表（地方版）への公告は、現時点では不要との判断（対応指示待ち）
⑩	再発防止策 （医院内対応） （注：単に「再発防止策の徹底等」の抽象的な記載に留まらず、当該再発防止策の具体的内容を記載すること）	以下の改善策を行うことを決定。順次、実行に移すこととする。 ① 医院の安全管理の見直し 　　・診療業務終了後の全員帰宅時の施錠方法の見直し。 　　・セキュリティ会社の巡回警備依頼 ② パソコンの管理方法の見直し 　　・ノートパソコン類は、業務終了後、対策鍵をセット 　　・患者様情報の保管をパソコンのハードディスクでは行わない。 　　・パスワード等管理ツールの導入。 ③ カルテ保管の見直し 　　・カルテ棚に、業務終了後閉められるようにシャッター扉の設置、施錠。
⑪	備考	〇月〇日現在

※第一報の段階で報告できなかった項目及びその後変更があった項目については、後日追加・修正して再提出すること。

> 漏えいに関する報告の書式に関しては経済産業省のこの書式が一般的に使用されています。

参考資料

〔関係法令一覧〕

【個人情報保護】
- ☆「個人情報の保護に関する法律」(平成15年法律第57号)
- ☆「個人情報の保護に関する法律施行令」(平成15年12月10日政令第507号,平成16年12月10日政令第389号改正)
- ☆「個人情報の保護に関する基本方針」(平成15年法律第57号)

【参考ガイドライン等】
- ☆「医療・介護関係事業者における個人情報の適切な取扱いのためのガイドライン」(平成16年12月24日厚生労働省)
- ☆「医療・介護関係事業者における個人情報の適切な取扱いのためのガイドライン」に関するQ&A(事例集)(平成17年3月28日厚生労働省,改訂平成17年5月20日)
- ☆「診療情報の提供等に関する指針」(平成15年9月12日医政発0912001号)
- ☆「医療機関における個人情報の保護」(平成17年2月25日日本医師会)
- ☆「診療情報の提供に関する指針(第2版)」(平成14年10月22日日本医師会)
- ☆「診療情報を適正に提供するために」(平成14年3月日本歯科医師会)
- ☆「診療録等の外部保存に関するガイドライン」(平成14年5月31日医政発0531005号)
- ☆「医療情報システムの安全管理に関するガイドライン」(平成17年3月31日厚生労働省局長通達)
- ☆「雇用管理に関する個人情報の適正な取扱いを確保するために事業者が講ずべき措置に関する指針」(平成16年7月1日厚生労働省告示第259号)

【医学研究分野における関連指針】
- ☆「ヒトゲノム・遺伝子解析研究に関する倫理指針」(平成13年3月29日文部科学省・厚生労働省・経済産業省告示第1号,平成16年12月28日告示改定)
- ☆「遺伝子治療臨床研究に関する指針」(平成14年3月27日文部科学省・厚生労働省告示第1号平成16年12月28日告示改定)
- ☆「疫学研究に関する倫理指針」(平成14年6月17日文部科学省・厚生労働省告示第2号,平成16年12月26日告示改定)
- ☆「臨床研究に関する倫理指針」(平成15年7月30日厚生労働省告示第255号,平成16年12月28日告示改定)

【守秘義務等】
- ☆刑法第134条第1項　☆歯科技工士法第20条の2　☆歯科衛生士法第13条の5

【委託等】
- ＊医療機関等における業者委託に関する関連通知等
- ・「医療法の一部を改正する法律の一部の施行について」(平成5年2月15日健政発第98号)の「第3　業務委託に関する事項」
- ・「病院,診療所等の業務委託について」(平成5年2月15日指第14号)
- ・医療法第15条　スタッフの監督責任

〔著者紹介〕
山中　素子（やまなか　もとこ）／京都市中京区出身。同志社大学大学院商学研究科修了。税理士、ITコーディネータ、山中会計事務所代表。歯科の大手専門商社勤務後、会計事務所勤務。税理士として独立後も、税務会計の分野にとどまらず、院長先生のよき相談相手として、幅広くクリニックの経営改善のアドバイザーとしても活躍する他、『歯科医院経営』などさまざまな執筆活動や講演活動も展開している。

〒604-0983
京都市中京区麩屋町通竹屋町下る笹屋町451番地
Tel　075-211-3987　　fax　075-254-8618
http://www.keiei-kyoto.com

歯科医院のための
個人情報保護法対策Q&A

2006年1月10日　第1版第1刷発行

著　　者	山中　素子（やまなか　もとこ）
発　行　人	佐々木一高
発　行　所	クインテッセンス出版株式会社

東京都文京区本郷3丁目2番6号　〒113-0033
クイントハウスビル　電話　(03) 5842-2270（代表）
　　　　　　　　　　　　　　(03) 5842-2272（営業部）
　　　　　　　　　　　　　　(03) 5842-2280（編集部）
web page address　http://www.quint-j.co.jp/

印刷・製本　　シナノ印刷株式会社

©2006　クインテッセンス出版株式会社　　禁無断転載・複写
Printed in Japan　　　　　　　　　　　落丁本・乱丁本はお取り替えします
　　　　　　　　　　　　　　　　　　　ISBN4-87417-891-X　C3047
定価はカバーに表示してあります